望诊速记歌诀

董毅峰　主编
董超峰　董　丹　副主编
董　浩　宫鸣雁　德丽明　郭丽丽　参编

化学工业出版社
·北京·

内容简介

本书以歌诀的形式，高度概括了常用中医望诊知识，并在歌诀后附以内容阐释。本书歌诀编排朗朗上口，内容阐释简明扼要，适合中医初学者、中医爱好者阅读参考。

图书在版编目（CIP）数据

望诊速记歌诀 / 董毅峰主编. -- 北京 : 化学工业出版社，2025. 9. -- ISBN 978-7-122-48538-0

Ⅰ. R241. 2

中国国家版本馆 CIP 数据核字第 20255ZD215 号

责任编辑：郭伟疆　高　霞

责任校对：田睿涵　　装帧设计：关　飞

出版发行：化学工业出版社

（北京市东城区青年湖南街 13 号　邮政编码 100011）

印　　装：大厂回族自治县聚鑫印刷有限责任公司

880mm×1230mm　1/32　印张 4¼　字数 91 千字

2025 年 11 月北京第 1 版第 1 次印刷

购书咨询：010-64518888　　售后服务：010-64518899

网　　址：http://www.cip.com.cn

定　　价：19. 90 元

前言

自古学医途径有三，一者考取医学院校，二者从师于明医，三者自学成才，然其学习方法皆不出“诵”“解”“别”“明”“彰”五字学医训旨。诵者，背诵也。背诵是书读百遍的结果。“解”“别”是对所学知识进行理解、鉴别。“明”是使知识活化，举一反三，是背诵的进一步深入。“彰”即能够彻底领悟知识内容的真谛，达到融会贯通的效果，是背诵的目的。古代医家先贤对于如何实现背诵的高效性与记忆的持久性早已做出探索，歌括辑书就是便于背诵、利于永久记忆的一种较好方法。传世之作《药性歌括四百味》《汤头歌诀》《濒湖脉诀》，针灸之“四总穴歌”“玉龙歌”“胜玉歌”等至今仍为歌括中的经典之作。

1979 年，作者在父亲的指导下学习中医，研读《黄帝内经》《伤寒论》《金匮要略》《医宗金鉴》等经典著作，并在熟读《望诊遵经》、大学教材《中医学概要》等之后写下了望诊歌诀若干首。 1982 年在大学学习期间，作者得到了宫庆奎老师的指导斧正，使得这些望诊歌诀在同学之间传抄背诵，并在以后的 20 多年里得到弟弟超峰、女儿董丹、师妹鸣雁、侄子董浩及学生德丽明、郭丽丽的不断补充和完善。基于所有作者与中医初学者对中医的共同热爱，以及在学习中医过程中持有相似的目标，我们将该书整理出版，以供中医专业学生及中医爱好者学习背诵之用。

该书内容共分三大部分，一是望诊总括，二是全身望诊，三是分部望诊。在分部望诊中详细地歌括了目部望诊、舌诊、皮肤外科望诊的内容。附录内容除高度概括了闻诊、问诊、脉象内容（十闻歌、十问歌、三十一种脉象鉴别歌）外，还附加了濒湖脉诀、元代危亦林十怪脉歌以便综合背诵。

本书编写中参考资料有限，对于书中存在的不足与疏漏，敬请读者批评指正，以便进一步修订和完善。

董毅峰

2025年5月

目录

一、望诊总括

四诊之首是为望，神色形态细端详，
神看精神察盛衰，测知轻重与昌亡。
色观青赤黄白黑，深浅晦泽辨虚实，
形分强弱明禀赋，体态虚实断营养。
形盛气足抗邪强，形羸气弱病势彰，
动静姿态显病位，俯仰屈伸示周详。
掌握病机探转归，预判病情知安危，
四诊合参精微处，岐黄妙法贯八纲。

医生运用视觉对人体全身和局部及排出物进行有目的地观察，来了解机体健康状态和疾病情况的诊断方法称为望诊。望诊包括望神、望色、望形、望态四个方面，分全身望诊和局部望诊两大部分。望诊为望、闻、问、切四诊之首，在四诊中具有重要的地位。在望诊中，望神色及舌诊、目诊又尤为重要。应该注意的是，在辨别色泽时，应以选择自然光线较充足的地方为好。

神：是指人的精神而言。它包括两个方面，一是指人的精神意识、思维活动；二是对人体生命力的总概括。望诊时观察患者的精神意识、思维活动、语言表情及动作等，可以判断神之盛衰、脏腑气血的功能正常与否，从而预知病情的轻重与好坏，即《黄帝内经》所说的“得神者昌，失神者亡”。

色：是指人的体表颜色。在望诊中以望面部颜色为主，根据颜色青、赤、黄、白、黑的不同，分属五脏，再根据色泽的深浅、光泽的有无、是明润还是晦暗枯槁，推知脏腑气血的盛衰、受邪的深浅，以及病邪的寒、热、虚、实，以便给予妥当的治疗。

形：是指人的形体。望诊时观察患者的体质状况，可了解患者发育营养是否正常，抗病邪的能力是强还是弱，以便推知疾病的预后变化。

态：是指患者的动作状态姿势，即病态。不同的病有不同的动作姿势。如牙痛托腮，腿足痛必拐，手护之处必有一痛及撮空理线、寻衣摸床等，就是这个道理。

总之，掌握了疾病的基本规律，就可以更好地了解疾病，判断疾病的转归。

二、全身望诊

（一）望神

1. 望神总括

生命活力谓之神，目炯体捷气贯身。

得神失神与假神，少神神异仔细斟。

【注释】

① 关于神的概念有很多论述。如《素问·八正神明论》说："气血者，人之神也。"《灵枢·平人绝谷》说："神者，水谷之精气也。"古代医家石芾南说："夫人之神气，栖于二目，而历乎百体。"《素问·移精变气论》说："得神者昌，失神者亡。"这些都说明神是人生命活动的主宰，是五脏六腑及大脑的正常生理功能（包括精神意识、思维活动）在人体的外在表现，尤其通过眼睛集中反映出来。可以说，神是生命力的综合体现。

② 两目明亮、身体轻快、动作灵活、矫健敏捷、神采奕奕为常人之神气，亦称得神、有神，多为无病之象征。得神、失神、假神、少神、神志失常为望神的基本内容。在观察病人时，必须细致地通过观察病人的神情来判断精神之盛衰。得神，即使有病亦为病轻，正气未衰，治疗反应良好，好转迅速；少神，多属正气不足之虚证，宜详辨虚实，治之得法方可转安；失神为病重，正气已衰，治疗困难，预后不佳；若是假神，病情危重，正气衰败，治疗极其困难，多预示着死亡；至

于神志失常，一定要斟酌分析病情，对症治疗。

2. 得神

得神目炯敏捷矫，神采焕发气韵昭。

面色润泽言语清，纵然患病轻易调。

【注释】

得神又称“有神”。其临床表现为神志清楚，呼吸平稳，言语明了，两目灵活，面色荣润，含蓄不露，肌肉不削，动作自如，反应灵敏。提示精气充盛，体健神旺，为健康表现，或虽病而精气未衰，病轻易治，预后良好。

3. 失神

失神萎靡目晦暗，语言低微动作难，

面色无华形消瘦，昏谵撮空手理线。

【注释】

① 失神又称“无神”，是精亏神衰或邪盛神乱的重病表现，可见于久病虚证和邪实病人。

② 精亏神衰而失神：临床表现为精神萎靡，神情恍惚，两目晦暗，目光呆滞，面色无华，反应迟钝，语言低微，动作困难，手撒尿遗，形体羸瘦。提示精气大伤，机能减退，多见于久病重病之人，预后不良。

③ 邪盛神乱而失神：临床表现为神昏谵语，循衣摸床，撮空理线；或猝倒神昏，两手握固，牙关紧急。提示邪气亢盛，热扰神明，邪陷心包；或肝风夹痰蒙蔽清窍，阻闭经络。皆属机体功能严重障碍，气血津液失调，多见于急性病人，亦属病重。

4. 假神

假神病重似回春，语清能食念至亲。
面晦颧红戴阳现，残灯复烬命垂辰。

【注释】

① 久病、重病之人，精气本已极度衰竭，而突然出现精神、食欲等暂时“好转”的虚假表现，是谓假神。如原本目光晦滞，突然目似有光，但却浮光外露；或本为面色晦暗，一时面似有华，两颧泛红如妆（戴阳证）；或本已神昏或精神极度萎靡，突然神识似清，想见亲人，言语不休，但精神烦躁不安；或原本身体沉重难移，忽思起床活动，并能自己侧身；或本来毫无食欲，久不能食，突然索食且食量大增等。假神是因为脏腑精气极度衰竭，正气将脱，阴不敛阳，虚阳外越，阴阳即将离决所致，古人比作“回光返照”或“残灯复明”，常是危重病人临终前的表现。

② 假神与病情好转应加以区别。一般假神见于垂危病人，病人局部症状的突然“好转”与整体病情的恶化不相符合，且为时短暂，病情很快恶化。而病症好转时，其精神好转是逐渐的，并与整体状况好转相一致，如饮食渐增、面色渐润、身体功能渐复等。

5. 少神

少神目滞眼乏神，少气懒言思迟钝，
面色暗淡少荣气，动作迟缓力难振。

【注释】

少神又称“神气不足”，其临床表现为两目晦滞、目光乏神、面色暗淡不荣、精神不振、思维迟钝、少气懒言、肌肉松软、动作迟缓。少神提示精气不足，机能减退，多见于虚证或疾病恢复期。

6. 神志失常

沉郁呆钝情志病，热病谵语躁不宁，
昏瞀火热入心包，疲惫肾虚或过劳，
无病言语失伦次，突然虚空见鬼形。

【注释】

① 神志失常又称“神乱”，为情志病，多见于精神刺激或家有丧亡不幸之事。临床表现为情志不遂，神情呆钝。

② 在热性病发展过程中出现神昏谵语、躁扰不宁或心中闷乱、神识不清，多见于火热之邪入侵心包或正气衰败，神气将亡；若神志疲惫不堪多为过度疲劳或肾虚已极、久不进食；若之前没有病变征象而忽然语无伦次、虚空见鬼形，为神志错乱之证。

癫狂痫痴四病奇，痰火阴阳各相移。
狂悖登歌痰火炽，癫默喃笑气结迷。
痫发抽搐涎沫涌，痴愚善忘髓空疲。
神机失用皆痰作，治分虚实莫迟疑。

【注释】

① 癫、狂、痫三病，都是神志失常之疾。狂病多由五志过极、气郁化火、煎津为痰、痰火扰乱心神所致，即邪并于阳则为狂。发作时奔走呼号，狂躁妄动，登高而歌，弃衣而走，昼夜多不卧，骂詈不避亲疏，且动而多怒。癫病多由忧思气

结、津凝为痰、痰浊蒙蔽心神或先天禀赋不足所致，即邪入阴为癫。发作时喃喃自语或语无伦次，哭笑无常，静而多喜，不辨污秽之物，而睡眠较为正常。痫病是一种反复发作神志失常的疾病，多由脏气失调、肝风夹痰上逆、阻闭清窍所致，症见突然昏倒、不省人事、口吐涎沫、两目上视、强直抽搐，或口中怪叫，移时苏醒，醒后一如常人。

② 痴呆是由髓减脑消、神机失用所致的一种神志失常的疾病，其临床多以呆傻愚笨、神情淡漠、寡言少语、反应迟钝、善忘等为特征。

（二）望色

1. 五色分属五脏

青肝黄脾白属肺，黑色属肾赤属心，
色浅病轻深色重，有无光泽善恶分。

【注释】

根据病色的表现，测知内脏的病变，一般而言，青色为肝经之病，黄色为脾经之病，白色为肺经之病，黑色是肾经之病，赤色为心经之病；色浅则病轻，色深则病重，随着颜色的变深而病情加重；随着颜色的变浅而病情减轻。在望色时必须注意皮肤光泽之有无。肤色明亮、含蓄的为善色，肤色晦暗、枯槁的为恶色。

2. 病色交错辨凶吉

肝黑心青脾赤现，肺黄肾白疾可痊，
肝赤心黄脾现白，肺黑肾青吉小逆，
肝黄心白脾现黑，肺青肾赤凶中顺，
肝白心黑脾现青，肺赤肾黄凶更凶。

【注释】

① 在正常的情况下，病色相应如青肝、黄脾、白肺、赤心、黑肾为正色正病，病色与疾病表现不一致的情况下称病色交错。病色交错是疾病与颜色之间的顺逆生克，其中病色相生

者为顺证，是吉候；病色相克者为逆证，是凶候。在顺证中，色生病为吉中之顺，病生色为吉中之小逆；在逆证中，病克色为凶中之顺，色克病为凶中之凶。

② 如在疾病好转的过程中，肝病色黑（水生木）、心病色青（木生火）、脾病色赤（火生土）、肺病色黄（土生金）、肾病色白（金生水），是色生病，为病情向愈之吉候；若肝病色赤（木生火）、心病色黄（火生土）、脾病色白（土生金）、肺病色黑（金生水）、肾病色青（水生木），是病生色，为病情在好转的过程中可能小有反复，即吉中之小逆。

③ 在疾病恶化的过程中，若肝病色黄（木克土）、心病色白（火克金）、脾病色黑（土克水）、肺病色青（金克木）、肾病色赤（水克火），是病克色，为凶中顺，说明病情虽然很危重，但还有好转的可能；若肝病色白（金克木）、心病色黑（水克火）、脾病色青（木克土）、肺病色赤（火克金）、肾病色黄（土克水），为色克病，凶中之凶候，是危重病人临终的征兆。

3. 五脏面部分属

左颊候肝右颊肺，额心颏肾鼻脾位，

五部五色须细分，生恶顺逆可预推。

【注释】

根据内脏之病变在面部的病色表现，可将面部分为五部分——左颊候肝、右颊候肺、额部候心、颏部候肾、鼻头候脾，在此五部基础上细分五色，可预推病情的生恶顺逆。如鼻部为脾之位，出现黄色为本经之病，若见白色为子盗母气，谓虚邪；若见赤色为母助子气，谓实邪；若见青色为彼能克我，谓贼邪；若见黑色为我能克彼，谓微邪。

4. 面之常色

红黄隐隐正常色，明润含蓄有光泽，
个体主色终身伴，客色随季细参详，
色变异常为病色，四诊合参莫单说。

【注释】

望色主要以面部颜色为主。红黄隐隐、明润含蓄而有光泽为正常人的面色。常色常因个体差异或季节不同而稍有改变，终生不变者为主色，随季节而变者为客色。若色泽出现异常时则为病色，临床时切莫单独以望色诊断病，必须四诊合参，才能确保诊断的正确性。

5. 五色辨证

（1）青色主病

青色主证风寒痛，小儿见之多惊风，
妇女见此经脉病，肝强脾弱气血凝，
青而带黑痛寒甚，青赤郁火晦不明，
青而带赤为肝火，青而淡白为虚风，
青而脱色为惊恐，青紫瘀血或中毒，
面唇俱青为阴极，青如草兹病必凶。

【注释】

① 风、寒、痛三证在面部的表现均为青色，小儿见此多为惊风之象，妇女见此多为肝强脾弱、气血凝滞之证。

② 若青色中带有黑色为寒证或痛证较重，若青色带晦暗赤色为郁火，青赤鲜明为肝火旺盛，若青色淡白为虚风，若青而脱色为惊恐之候，青紫色为瘀血或中毒，面唇俱现青色为阴极证或寒极证，若青如草兹（死草色）那就是很危险的证候了。

（2）赤色主病

赤色热病多在表，满面通红热感冒，
虚热午后颧潮红，苍白泛红戴阳证，
面赤如醉是胃热，赤如衃血绝心经。

【注释】

赤色是热病在面部的集中表现。若面色炎炎正赤，为热盛或阳气沸腾郁结在表的外感证。久病虚人，午后两颧潮红的为肝肾阴火上炎、阴虚火旺的虚热证；若面色苍白赤色如妆（一般见久病或重病）时泛红润（其色浮于皮肤上）为戴阳证；面赤如醉色的为胃热，赤黑色如败恶凝结之血色的，为心经绝证凶候。

（3）黄色主病

微黄红润本为常，脾土属黄胃气彰。
胃气衰时黄色晦，危证现形莫彷徨。
淡黄萎黄脾虚现，浮肿痰湿黄带溏。
黄黑如枳脾绝凶，面目俱黄胆汁殃。
黄枯瘦削火邪炽，肌黄隐现虫臌藏。
久病转黄明润起，沉疴将退现祥光。

【注释】

① 微黄而红润有光泽为人的正常面色。黄色属脾胃，人以胃气为本，故人面略带黄色为有胃气，否则胃气已败，主病

危。因此，有无黄色是望诊的重要一环。至于黄色主病，大多主里证、湿证和虚证。

② 若面色淡黄、萎黄，为脾胃虚弱，多见于长期泄泻、痢疾已久等脾湿胃虚证；若黄色兼浮肿，为胃有痰湿；若色黄带黑（枳实色），为脾绝凶候。面目及皮肤俱黄为胆不纳液而外漾的黄疸病；面黄而枯瘦为脾胃受邪火盛；面黄肌瘦或淡黄之中有红点、红纹为腹内有虫或虫臌；久病鼻头、前额、面部色转黄而明润的，为病退欲愈之兆。

（4）白色主病

白色虚寒脱血证，白点白斑腹积虫，
白而干瘦血枯见，白恶浮肿气血痰，
突然苍白出冷汗，疼甚暴脱恐状生，
颧赤唇红白消瘦，阴虚火旺病之形，
肺虚失血白而淡，白青气虚或重寒，
枯骨肺绝无泽光，枯槁晦滞候夭亡。

【注释】

① 白色主虚寒证、肺病，为气血不荣之候。凡阳气虚衰、脱血、夺气、亡津液、气血不足、肺受风寒之邪而大喘不休及肺痿等均现白色。

② 若面部出现白点或白斑者，为腹内有虫积；白而消瘦为血枯；白而浮胖为气虚有痰或肺受风邪；若突然面色苍白或兼出冷汗，多为急性疾患，包括各种疼痛或里寒证的剧烈腹痛或暴脱、虚脱、惊恐等证；若面白而消瘦、颧赤唇红为阴虚火旺，气血两亏；白而色淡为肺虚失血；白而带青为气虚寒重；若白如枯骨、枯槁晦滞为肺气已绝之凶候。

（5）黑色主病

黑色主寒又主痛，阴寒肾虚瘀血证，
骤起中恶毒邪盛，黑而深重凶险生，
下焦肾热黑焦干，肾水枯竭黑消瘦，
水气支饮黑熏亮，劳疸蓄血黑带黄，
黑绕口角肾阴绝，煤炲肾绝寿尽亡，
灰黑积聚干血劳，庭黑如拇凶之兆。

【注释】

① 面黑主病为寒证、痛证，又是阳虚阴寒水盛的征象。阳虚阴寒则血失温养，血行不畅则为瘀血，故黑色又主瘀血。

② 若黑色骤起常见于中毒、中恶；若黑而深重为凶候；黑而焦干为下焦肾热；黑而消瘦为阴火内伤、肾水枯竭；黑而熏亮为水气支饮；黑而带黄色为女劳疸、酒疸或蓄血；若黑色环绕口角为肾阴已绝；黑如煤炲色为肾气已绝的危险证候；若见面色灰黑为积聚，干血劳等虚劳证；若黑色出现于庭部，大如拇指形状，必不病而猝死，此为肾阴早亏、心阳暴绝所致。

（三）望形体

形体辨证

高矮壮羸肾气观，胖瘦坚软胃气看，

肌肤滑涩推津液，甲之刚柔表明胆，

肝血盛衰筋粗细，脏气望掌厚薄传，

经气盛衰指肥瘦，重病末期七椎陷，

龟背多为督空虚，鸡胸衰弱或骨软。

【注释】

人体型的高矮、粗细、强壮与否，表明肾气的盛衰；体型之胖瘦、肉之坚软，体现胃气的盛衰；皮肤的滑涩，表明津液盛衰；筋的粗细，表明肝血的盛衰；爪甲的刚与柔，表明胆液的盛衰；手掌的厚薄，表明脏气的盛衰；指头的肥瘦，表明经气的盛衰；第七颈椎塌陷，颈项不立，为重病末期；脊背弯曲形如龟背，为督脉空虚或风邪客于脊背留着脊骨；前胸凸起形如鸡胸，多为身体衰弱、骨软、胸部畸形等。

胖人气虚多痰湿，易患中风厥消渴，

瘦人阴虚多火旺，血虚痨嗽肺家伤。

【注释】

体质肥胖则少动而气血运行不畅，故多气虚。气虚则难以行血运津，津液不布而为湿，湿阻伤津则易患消渴（糖尿病）；湿蓄生痰，痰壅气阻而易患暴厥、中风。瘦人阴虚火旺，血液衰少相火易亢，故瘦人容易患痨嗽伤肺之疾。

（四）望动态

1. 病态辨证

呵欠非病呻有疾，行迟语謇属邪风，
手护之处必有痛，摇头而言里疼凶。

【注释】

① 阴阳之气顺接相引为欠，欠者先引气入而后呵之，故谓呵欠。阴阳不相顺接则为病，顺接相引则和。呻吟为痛苦之声。疾病在身，行动迟缓、言语謇涩为风病之象，因经络牵急则舌强，舌强则言迟，筋络不利则行迟，肝属木而合筋又主风，故此为风病。

② 手为体之干将，若有侵体之贼邪，手必先到，故手护之处必有一痛。摇头而言为喉舌口疾或痛极难于发声，摇头以示缓与急。

头倾视深神将夺，背曲肩随府败落，
膝涩屈伸难自如，行则偻附筋惫弱，
行痿骨惫久难立，腰酸难摇肾惫酌。

【注释】

一个人身体的强弱、健康与否，在人的动作形态上可充分地表现出来。如《素问·脉要精微论》说："头者精明之府，头倾视深，精神将夺矣；背者胸中之府，背曲肩随，府将坏矣；腰者肾之府，转摇不能，肾将惫矣；膝者筋之府，屈伸不能，行则偻附，筋将惫矣；骨者髓之府，不能久立，行则振掉，骨将惫矣。”这说明了一个人能够昂头、挺胸、步履稳健、转摇灵活，能耐劳动，就是健康的表现；反之，如果身体某个部位有病，形体就会不协调，由此观察到人体的异常，以了解脏腑的病变。

胸闷肝郁多叹息，行动迟缓惫虚极，

呼吸谨慎胸肋痛，鼻塞清涕感风寒。

【注释】

人时而长出口气而带叹声，多为胸膈闷满，因七情伤肝而气结郁滞或过劳身体疲倦所致。若行动迟缓而无力，多为过劳疲倦或体力虚弱。若呼吸谨慎或不欲呼吸者，多为胸肋疼痛；若鼻塞或流清涕，多为感受风寒所致。

坐伏俯首言难续，似喘短气不抬肩，

坐而仰首呼吸急，抬肩实喘张口连。

【注释】

坐而伏者并低头，似喘而不抬肩，说话、呼吸好像不能接续而时时欲断的样子，为短气的气虚证，多属肺气虚或肾不纳气；若坐则仰首、时时抬肩、呼吸急促、喘急而不续息，或频繁张口、喘不得卧，为实喘证，常见于痰涎壅盛，或为心阳不足、水气凌心所致。

撅臀护腹腹之疼，曲身按胃胃痛证，

胃腹痛寒皆卧踡，多衣身颤实寒形，

卧则扬手而掷足，揭被去衣热盛明。

【注释】

撅起臀部手护其腹为腹痛；上身弯曲手按其胃为胃痛；卧

则身踡，腹痛、胃痛、寒极均可见之。寒证卧则身踡并多衣多被而身颤抖碰齿；若卧则扬手而掷足，揭被去衣，起则欲走，为热盛之候或躁证。

腰痛侧坐垂只脚，欲倚臀坠挺难摇，

行瘸腿疾先天症，足难履地肿痛晓，

臂疾停摆止胸前，项痛脖挺难回瞧。

【注释】

凡腰痛者，皆不欲坐。坐则多侧坐下垂一只脚或伸前一足，并须倚物支撑。行则多臀部下坠或挺直难以转摇。若行走瘸拐者，多为腿痛肿胀或先天性疾病；若行则足不欲履地，多为足痛或肿胀；若行走时手臂停止摆动，止在胸前，多为臂痛或肩痛；若颈项挺直难回顾者，多为项强或项痛。

目迟蹙眉手护头，拽发头痛而俯首，

疾行托腮吸冷气，护嘴切齿牙痛由。

【注释】

若目运迟钝，时时蹙眉，低头拽发，时时击头或手护其头，多为头痛、头沉或眩晕；若行走快而手托其腮，时时吸冷气或手护其嘴，咬牙切齿，多为牙痛。

喉疾伸脖不欲言，吐痰无声慢倾脸，

唾不欲咽喉中痛，目疾倾视畏光线，

舌痛齿痛口糜烂，欲得食物入口难。

【注释】

喉中疾病（如乳蛾、喉炎）多见脖子挺直或向前挺伸不欲言语，缓慢低头，吐痰无声，口中食物或唾沫不欲咽者，多为喉痛；手遮而视或倾视畏光，多为眼睛疾病；舌痛、齿痛、口腔糜烂的病人大都懒言不语，手持食物不敢入口，或入口不敢咀嚼。

项背强急四肢抽，先多口噤独摇头，
角弓反张牙关紧，昏厥谵语痉病由，
破伤风由外伤起，全身肌肉强直急，
妊娠昏厥子痫抽，产后痉发血虚求，
痫病昏倒沫声叫，厥证只有突昏倒，
中风昏倒肢体软，半身不遂喎斜鼾，
头摇肢抖名震颤，肝脾肾损风热痰。

【注释】

① 临床上将以项背强急，四肢抽搐，甚至角弓反张为主要特征的疾病称为痉病。痉病起初多出现口噤、摇头之先兆，在温热病中出现多伴有神昏谵语、角弓反张、牙关紧急、两目上视、呕吐自汗等兼症。

② 若痉病因皮肉损伤，风毒之邪乘虚侵入而引起则称破伤风。破伤风发作时以全身或局部肌肉强直性痉挛和阵发性抽搐为主要特征，且抽搐间歇期全身肌肉仍紧张强直，多伴有发热，但神志始终清醒。

③ 若痉病发生在产后，称为产后发痉，多因生产时失血过多所致。若在妊娠晚期或新产前后或在生产过程中出现突然昏仆、昏不知人、两目上视、牙关紧闭及四肢抽搐、全身强直等痉病症状，称为子痫。

④ 若突然仆倒，不省人事，口吐涎沫，口中发出异常声音或怪叫，再兼有两目上视、牙关紧闭及四肢抽搐等痉病症状，称为痫病。痫病须臾而醒，醒若平人，多因脏腑受伤、神机受累、元神失控所致。

⑤ 厥证只是一时性地突然昏倒，不省人事，或伴有四肢厥冷。若一厥不醒，可致死亡。中风之病突然昏倒，半身不遂，口舌㖞斜，言语謇涩或不语，偏身麻木，多昏倒后肢体瘫软，只有少数肢体强急、痰鸣鼻鼾。

⑥ 头不停地摇动、肢体颤抖称为震颤，多为肝、脾、肾受损，脑髓失充或痰热动风所致。

儿见肘臂伸缩搐，十指开合搦状成，

两肩拽动谓之掣，颤则头肢动摇铃，

反张身仰头向后，引状臂手若开弓，

窜上视直斜睛露，惊风八候病相同。

【注释】

小儿肘臂伸缩抽动为搐；两手握拳或十指开合为搦；肩头相拽动为掣；手足头身动摇为颤；颈项强直，身向后仰，角弓反张为反；臂若开弓，手若挽弓为引；眼睛上视或直视为窜；目睛斜视、睛露不活为视。这八种证候，皆为惊风之候。

小儿吐舌或弄舌，皆为心脾二经热，

目闭摇头面唇青，额汗昏睡名脾风。

【注释】

临床上将小儿不断地把舌头伸出口外而慢慢缩回，或伸出而不缩入的，称为吐舌，为心经有热所致。若小儿将舌头时露时收来回玩弄，叫弄舌，为心脾二经积热所致。若见小儿闭目摇头，面部口唇发青发暗，额头出汗，昏睡不语，为慢脾风之候。

2. 危候

喘息不休肺绝候，胃绝汗流如油稠，
寻衣摸床空理线，色败羸瘦语错缪，
神识昏蒙目直视，肢凉闷乱及摇头，
面黑齿长而枯垢，二便不禁到尽头。

【注释】

大喘而不休，出气多而入气少，为肺绝。汗出如流油，水浆不下，津液外亡，为胃气绝。若病人不自主地用手摸弄衣被或抚摸床缘、撮空理线，色败羸瘦而语无伦次，神识昏蒙，眼目直视，四肢凉，闷乱而摇头，为神去凶候。若面色发黑，牙齿枯长而无垢，二便不禁而自遗，为肾绝将命亡之候。

虚见鬼形呼死亲，额部没有抬头纹，
环口黧黑手颤飞，肝脾将绝凶无顺。

【注释】

虚空见鬼，呼唤死去的亲人，额头皱纹已经散开，为神去凶候。环口黧黑、柔汗发黄为脾绝；唇吻发青、手足颤摇如鸟之习飞，为肝绝之凶候。

三、分部望诊

（一）望头

头过大小属先天，肾精亏损智不全，
囟门高凸热实证，囟陷津亏是虚寒，
颅囟迟闭肾气弱，头摇肝风或老年。

【注释】

① 正常人的头型大小与体型相称。头型过大或过小皆为异常，多由先天禀赋不足、肾精亏虚造成。

② 小儿囟门的病变可分“囟填”“囟陷”“解颅”三类。囟门高凸称囟填，多属实热证，可见于温病火邪上攻，或为风热，或为湿热等邪气所侵所致，但小儿哭闹时，囟门暂时凸起仍为正常。

③ 小儿囟门凹陷即为囟陷，多属虚证，可见于吐泻伤津、气血亏虚、脾胃虚寒，或先天不足，发育不良，但 6 个月以内小儿，囟门微陷仍属正常。

④ 囟门当闭而迟迟不闭，颅缝开解，头颅增大，叩之呈破壶音，目珠下垂如落日状为解颅，多为肾气不足或发育不良所致，常见于脑积水，也见于较重的佝偻病。

⑤ 头摇不能自主，无论是老人还是儿童多为肝风内动，或气血虚衰。

（二）望发

发为肾华血之荣，色黑润泽精血充，

干枯憔悴大病后，脱发肾亏血虚风。

【注释】

头发的营养由血来提供，肾有藏精化血的功能，精血旺则发壮而有光泽；故有“发为血之余”“肾其华在发”之说。发色黑润有光泽则表明精血充盛。发质枯槁多为大病之后的反应。脱发多是由肾精亏虚、精血虚衰引起的。

（三）望目

1. 目体划分

白睛为肺与大肠，黑睛肝胆是居乡，
两眦小肠心包络，瞳神为肾与膀胱，
睑为脾胃脏腑尉，火热虚实要察详。

【注释】

目虽为肝之窍，但五脏六腑之精气皆上注于目，故目能反映脏腑之病变。观察其部位候病可分白睛、黑睛、瞳神、眼睑（目）胞、两眦（即眼角）五部分。白睛反映肺与大肠之病变；黑睛反映肝与胆之病变；两眦反映心与小肠之病变，又有大小眦之分，大眦（内眼角）主小肠，小眦（外眼角）主心包；瞳神反映肾与膀胱之病变；眼睑反映脾胃之病变，又有上下眼睑之分，上眼睑主胃，下眼睑主脾。知其脏腑之病变要详细观察，以分清其火、热、虚、实所致病。

2. 目之常色

白睛带青黑含黄，瞳神正黑是常相，
眼珠灵活光华显，若此非之病态详。

【注释】

眼睛的正常颜色，为白睛微青、黑睛微黄色（近视黄多，远视黑多），唯瞳神为正黑色。无病之态，眼珠转动灵活而有神采，否则就是病态。

3. 五色主病分属五脏

无彩神衰有彩盛，五色之别证不同，

目赤在心白在肺，肝青脾黄肾病黑。

【注释】

五脏六腑之精气，皆上注于二目，有光彩为神气旺盛，无光彩为神气衰微。目分五色其证不同，目赤其病在心，目白其病在肺，目青其病在肝，目黄其病在脾，目黑其病在肾。

4. 见症总括

望目推疾看态形，清澈浑浊须分明，

色肿涩泪眵胬翳，对症施治病远行。

【注释】

望目推断疾病属何脏何腑，须察色别态。其见症不出色、肿、涩、泪、眵、翳、胬肉七种，细心辨证，对症治疗。

5. 目病辨证

目赤肿为肺肝热，寒清热浊肿肝火，

眦赤心火泪肝热，皮红湿烂脾火酌。

【注释】

眼睛红肿为肺肝热结；寒病目清澈；热病目昏暗浑浊；睛珠肿为肝火；眦赤为心火；多泪为肝热；眼皮红赤湿烂，为脾经火大。

肝胆火盛目眵多，斜直视为惊风热，

目瞑阳脱将衄兆，目黄定将身黄说。

【注释】

患者目眵多结，为肝胆火盛；目斜视或直视或上窜，为惊风或热病动风之候；眼睛不想睁开，为阴虚阳脱或将衄之兆；眼睛白珠发黄身将发黄，为黄疸之兆。

气虚水病咳胞肿，眼珠上窜多肝风，
瞳大肾虚药毒证，定睛危候病非轻。

【注释】

眼睑浮肿多为气虚、水肿病或久咳。眼珠往上窜视名为“天吊”，多为肝风之候。瞳神散大，多为肾水不足或药物中毒，属危候。目睛不动而定，为病情严重危候。

6. 目疾二证

目疾二证内外障，外障易辨内障茫，
外为云翳所遮睛，内唯察珠动非详。

【注释】

眼睛疾病的两大类证，一是内障，二是外障。外障察之即得，如血贯瞳神、云翳遮睛、内生胬肉、黄膜上冲、赤膜下垂等；内障却不然，人之二目同于无病，较难分别，唯有眼珠不动时，细心观察瞳神方稍可辨之，如浮翳、沉翳与滑翳，再如瞳神内藏白色或微黄色、状如水银的小点等。

7. 内障辨证

（1）圆翳

黑睛青白一点圆，宛如油点浮水面，
清其虚热羚羊饮，泻其实热防风散。

【注释】

黑睛上有一个圆状青白的小点，宛如油点浮于水面，暗处看其翳而大，明处看其翳而小，为圆翳。此为肝风上攻，犯脑所致。虚者治宜羚羊饮；实者治宜防风散。

（2）冰翳

瞳色坚实白如冰，睛内隐隐透外形，
肝热肺风合邪症，内服冰翳刺上星。

【注释】

瞳神之色坚实，白亮如冰之状，其白色隐隐透出于外，为冰翳。此为肝热肺风合邪，上攻入目为患。治宜上星穴针刺出血即愈（出血不宜过多）。内服冰翳还睛丸清而补之。

（3）滑翳

瞳内一点水银珠，微含黄色遮睛瞳，
肝风上冲脂下注，补肝决明如意同。

【注释】

瞳神内有水银珠状微含黄色的小点，不疼不痒，无泪而遮蔽瞳神，渐渐失明，后则左右相牵俱损，为滑翳。此为肝风上冲，脑脂流注于下所致。治宜滑翳补肝汤清散虚热，若有余用决明丸下行实热。

（4）涩翳

瞳内微赤凝脂色，或聚或开无定形，
治宜先用还睛散，后用七宝内消雄。

【注释】

瞳神之内微赤如凝脂之色，其翳或聚或开，没有一定的形状，时复涩痛而无泪出，为涩翳。此为肾肝两伤，气血虚弱所致。治宜涩翳还睛散，后用七宝丸内消其翳。

（5）浮翳

瞳神之内映白色，暗望宽大明视小，
脑风冲入脑脂恁，决明散用坠翳着。

【注释】

瞳神内映现出白色，暗处视其翳宽大，明处看其翳略小，不疼不痒，全无血色相混，为浮翳。此为脑风冲入眼，脑脂流下所致。治宜石决明散与浮翳坠翳丸。

（6）沉翳

黑睛之内白色藏，白日细看见翳状，
肝劳脑热黑睛痛，宜服皂荚饮羚羊。

【注释】

黑睛之内藏有白色，向日细看方得其翳，疼痛则日轻夜重，为沉翳。此为肝经劳热，脑中热气下流所致。宜服沉翳羚羊饮与皂荚丸治之。

（7）横翳

瞳心剑脊白如银，内虚肝邪胃热因，
补虚祛邪清胃热，宜服还睛七宝珍。

【注释】

瞳神之内映现出如剑脊，中高边薄，横格于瞳神中心，色白如银，为横翳。此为内虚、肝邪、胃热上冲于脑，脑脂下流入目所致。治宜内服横翳还睛丸和七宝散。

（8）散翳

瞳透鳞点乍青白，胞内粟生兼烂痛，

气结凝滞金针拨，散翳还睛补肝功。

【注释】

瞳神内透出鳞状的翳点，乍青乍白，眼睑起粟而烂，瞳神疼痛，为散翳。此为忧思暴怒伤肝，气上冲脑，气结凝滞于目所致。治宜先用银针拨其翳，后服散翳还精散与散翳补肝散。

（9）白翳黄心

围白内黄黑珠内，涩痛频泪眦微赤，
肺肝风热冲于目，宜服坠翳散可使。

【注释】

此翳隐在黑珠之内，映出珠外，四边皆白，中心一点微黄色，目涩痛，频频流泪，眦内微赤，为白翳黄心，此为肝肺风热入眼所致。治宜坠翳散。

（10）偃目翳

黑睛偃月白片生，肝肾俱亏热目中，
治宜偃月通明散，偃月坠翳丸发灵。

【注释】

黑睛内上半边，隐隐白片，如似白气一湾，似新月之状，覆垂向下，为偃月翳。此为肝肾俱亏，脑风积热入目所致。治宜偃月通明散与五胆偃月坠翳丸。

（11）枣花翳

枣花锯齿黑睛旁，翳居白睛色白映，
脑邪热冲肝胆伤，翳用还睛坠翳方。

【注释】

在黑睛旁边，白睛之内，映出白色状如枣花、边缘锯齿状翳，久则瞳神变细小，为枣花翳。此为怒伤肝胆，脑邪热冲入目中所致。治宜枣花翳还睛散与坠翳丸。

（12）瞳神干缺

瞳神不圆见缺形，黑白不定时作疼，

胆热肝虚脑脂流，泻肝汤宜镇肝名。

【注释】

瞳神缺而不圆，左右上下不定，瞳色黑白不定，为瞳神干缺。色白为脑脂下流所致，宜用泻肝汤；色黑为胆热肝虚，宜用镇肝丸。

8. 外障辨证

（1）血灌瞳神

瞳神之上点鲜红，甚则紫浊病谓凶，

肝血热耗胆汁亏，止痛没药散发灵。

【注释】

视瞳神不见黑色光润明亮，但见一点鲜红如血，甚则紫浊，证之甚危，为血灌瞳神。此为肝血热耗，胆汁亏损，血因火迫，灌入瞳中所致。治宜止痛没药散，止痛后服大黄当归散。

（2）胭脂证

白睛但见片点红，色似胭脂无定中，

血热妄行不循络，宜用退赤散翳清。

【注释】

白睛之上不论上、下、左、右，但见一点或一片血红似胭脂，为胭脂证。此为血热妄行，不循经络，偶然遇热客肺膜之内，滞而成患，常因嗽而起，皆肺气不清。治宜清肺散血之剂，如退赤散。

（3）赤膜下垂

白睛上居赤一片，赤膜下垂覆睛瞳，
肝肺热盛冲入目，泪流痒痛羚羊清。

【注释】

白睛上边起赤膜一片，垂坠黑睛，下覆瞳神，泪流痒痛，为赤膜下垂。此因肝肺之热冲入目中所致，治宜内服羚羊饮。

（4）黄膜上冲

白睛下居易片黄，上冲还睛覆盖瞳，
脾胃风热泪赤疼，通脾泻胃散立应。

【注释】

白睛下边，自下而上起黄膜一片，直冲黑睛，上掩瞳神，泪流赤涩，疼痛难忍，为黄膜上冲。此为脾胃风热上冲于目所致。治宜通脾泻胃汤，外用立应散。

（5）白睛俱青

白睛忽变色青蓝，肝气郁邪蒸逼患，
伤寒疟后或毒气，天麻汤治宜加减。

【注释】

白睛忽然变青蓝色，为肝气郁邪蒸逼，上入睛中，或伤寒疟后，或因毒气所致。治宜天麻汤加减。伤寒疟后加柴胡、黄芩、天花粉；毒气所致加黄芩、牛蒡子、连翘、黄连。

（6）蟹睛

高出黑睛珠豆形，涩泪羞明极甚疼，
肝胆结热肾虚热，泻肝汤镇肾决明。

【注释】

黑睛努出，如豆如珠，形似蟹睛，甚则状如杏、枣之核，疼痛极甚，涩泪羞明。初起硬而极疼，久则为虚，软而不痛。此为肝胆积热冲睛，肾中虚热注于目所致。实者治宜泻肝汤，虚者镇肾决明丸治之。

（7）旋螺尖起

黑睛青白白睛内，旋螺尖起色青黑，

肝经积热血瘀凝，轻宜泻脑重肝饮。

【注释】

白睛之内，黑珠色变青白，如螺蛳之壳，其色初青久黑，其形尖圆，为旋螺尖起。此为肝经积热瘀血凝滞所致。轻者宜用泻脑汤，重者宜用泻肝饮子。

（8）胬肉攀睛

胬肉攀睛大眦起，初侵黑睛久掩瞳，

肺风热壅点紫金，钩割熨烙服除风。

【注释】

胬肉攀睛，起于大眦，初则渐侵黑睛，久则掩过瞳神或痛或痒，渐渐积厚。此证多因赤烂年久，或肺经风热壅盛所致。初起可点紫金膏，久则坚韧难消，必须钩割熨烙后，服除风汤。

（9）鸡冠蚬肉

青池内眦如鸡冠，轻侵黑珠重掩瞳，

胃经积热肝风冲，钩割芫蔚与抽风。

【注释】

大眦内或青或赤，形如鸡冠蚬肉，初则渐侵黑珠，久则掩过瞳神及全目。缘因胃心积热，肝风上冲所致，治宜用手法钩割后，服抽风汤或芜蔚丸。

（10）突起睛高

眼珠突然高胀起，疼痛难忍因热伤，

针出毒水先泄浊，退热桔梗还睛汤。

【注释】

眼珠突然高起胀痛，疼痛难忍，为风热火毒上冲于目所致。治宜先用针出其清涎毒水后，服退热桔梗饮子，用还睛丸调理可愈。

（11）漏睛脓出

睑眦脓汁或清涎，目无翳障无痛感，

风热功冲心火炎，竹叶泻经汤可安。

【注释】

病在睑或在眦，流脓水或淌清涎，目无翳障，不痛不痒，为漏睛脓出。此为风热攻冲，心火上炎所致。治宜用竹叶泻经汤。

（12）鹘眼凝睛

眼珠突外不能动，坚硬高努鹘眼凝，

积热上冲脑热注，外摩针血泻肝功。

【注释】

眼珠突出于外不能转动，坚硬高努如鹘眼，胀瞒疼痛难忍，为鹘眼凝睛。此为积热上冲，脑中风热壅注于目所致。宜先针刺出血泻毒，外敷摩风膏，内服泻肝汤。

（13）拳毛倒睫

皮松弦紧倒睫毛，内刺睛珠赤烂胞，

脾热肝风合邪壅，细辛汤用可发灵。

【注释】

眼皮松弛而睑缘紧绷，故拳毛（睫毛）倒入，内刺睛珠，碜涩难开，眼睑赤烂，痒而兼疼痛，为拳毛倒睫。此为脾热肝风，合邪上壅所致。宜服细辛汤，内清邪热，外散风邪。

（14）胞肉胶凝

胞肉胶凝胞内肿，初小渐大摩隐瞳，
脾胃风热上攻目，通脾泻胃热风清。

【注释】

睑内囊肉壅起，初小渐大，靠近并摩擦瞳神，眼睑湿烂，眵泪胶黏，为胞肉胶凝。此为脾胃中邪风积热，上壅于目所致。宜用通脾泻胃汤，散风清热，两解其邪。

（15）两眦赤脉

眦内丝红赤脉起，大眦多实小眦虚，
心经之火虚实分，洗心九仙用当斟。

【注释】

眦内丝红为心经之火，赤脉起于大眦为心经之实火，赤脉起于小眦为心经之虚火。实用七宝洗心散，两解其实邪；虚用九仙散，清降其虚热。

（16）花翳白陷

黑睛或白带微黄，四围渐起枣鳞状，
肺肝风热脑中冲，宜用知母饮子行。

【注释】

黑眼珠或白或带微黄，黑珠四周渐起中间低陷，其状如枣花、鱼鳞，为花翳白陷。此为肝肺积热，风邪上冲于脑所致。宜服知母饮子。

（17）黑翳如珠

黑睛之上黑珠圆，泪出羞明涩疼堪，
大人肾虚小儿疳，通明补肾羚羊煎。

【注释】

黑眼珠上有黑翳，圆如珠子之形，泪出羞涩难开，疼痛极甚。若大人患之，为肾虚；小儿患之，为眼疳。肾虚宜服通明补肾丸；眼疳宜服羚羊角饮子。

（18）钉翳

睛中翳黑钉子形，疼痛赤涩泪羞明，
肝心毒热攻睛瞳，除热饮子清泻功。

【注释】

睛中翳黑，硬如钉子之形，疼痛赤涩，泪出羞明，为钉翳。此为肝心毒热上攻睛瞳所致。治宜内服除热饮子，清其毒热。

（19）冰瑕翳

横贯黑睛青白冰，泪眵赤脉珠痒疼，
肝经热盛石燕丹，内服芜蔚散之轻。

【注释】

翳色青白如冰，横贯黑珠，或痒或疼，发歇无时，眵黏泪出，白睛赤脉，为冰瑕翳。此为肝经热盛所致。治宜外点石燕丹，内服芜蔚散。

（20）两睑黏睛

睑内生疮眵痒痛，胞睑黏合难见明，
脾胃中风湿热盛，菊花通圣散内清。

【注释】

睑内生疮，眵泪痒痛，眼睑黏合难开，为两睑黏睛。此为脾胃中风湿热盛，合邪上攻所致。治宜内服菊花通圣散。

（21）风牵睑出

眼皮外翻胞睑赤，眵泪淋漓眼不知，

胃经积热肝风邪，劆洗去瘀黄芪使。

【注释】

眼皮翻出向外，上下眼睑俱赤，眵泪淋漓，眼珠与平人一样，为风牵睑出。此为胃经积热，肝经有风，治宜先劆洗（用针浅刺或以灯心草轻刮病变处，随后用药水冲洗）去瘀，后服黄芪汤。

（22）睑生风粟椒疮

睑胞有疾泪难睁，脾经湿热椒硬红，

黄软粟状脾风热，劆洗除风清脾功。

【注释】

此疾起于睑边或生于睑内。若其形黄软如粟状，为脾经风热；若其形红硬如椒状，为脾经湿热。二证皆泪多难睁，沙涩摩睛而疼痛。治宜先劆洗出血，后服除风清脾饮。

（23）混睛

白睛混赤赤脉生，或赤或白遮黑睛，

肝藏风毒瘀血凝，点膏劆洗地黄清。

【注释】

初起白睛混赤，渐生赤脉，漫遮黑睛，或白或赤，漫珠一色，为混睛。此为肝藏毒风与瘀血上凝所致。治宜先劆洗去瘀，后服地黄散，外点摩障灵光膏。

（24）风赤疮痍

黑睛无恙睑红烂，起于两眦生翳患，

脾经风热上攻冲，加减四物效灵验。

【注释】

此病起于两眦，其黑睛则端然无恙，唯睑边烂而红赤，久则恐生翳膜遮盖睛瞳，为脾生风热上攻所致。治宜加减四物汤。

(25) 脾生痰核

脾生痰核痰火结，核形如豆坚不疼，

失治成瘿流脓血，防风散结用之轻。

【注释】

脾生痰核，因痰火结聚而成，生于睑内，核形如豆，坚硬不疼。治宜内服防风散结汤，化痰散热。若久而不治，渐长成瘿，破则成漏，为难治。

(26) 辘轳转关

睛珠旋转辘辒同，轻则瞳斜反背重，

缘肝经风邪壅盛，轻者钩藤重天冬。

【注释】

二目睛珠旋转不定如同辘轳，轻则瞳神偏斜，重则瞳神反背，称“辘轳转关”，为肝经风邪壅盛所致。初起宜用钩藤饮疏散风邪，定后用天门冬饮调理。

(27) 小儿生赘

小儿睑内赘物生，赤涩泪多隐摩瞳，

脾胃积热上壅致，钩割劆洗胃散清。

【注释】

小儿眼睑内生赘物，初起如麻子，久则渐长如豆，隐摩瞳神，赤涩泪出，为脾胃积热上壅所致。治宜先用手法钩割或劆洗，散去外瘀，后用清胃散，清其内热。

（28）女子逆经

女子逆经血灌瞳，满眼如朱胬肉生，

总因血热经阻逆，通经散用力方雄。

【注释】

女子逆经至眼生翳之证，为血逆上行冲灌瞳神或口鼻出血，直到满眼赤涩或生胬肉。治宜通经散，破血通经，其翳自退。

（29）经行生翳

经行眩疼目涩疼，粟米花翳黑睛生，

缘因过血伤肝藏，宜用当归补血方。

【注释】

女子经行之际，头痛眩晕，眼目肿涩难开，生翳于黑睛上，或如粟米或花翳白陷，为经行去血过多，肝经虚损所致。治宜当归补血汤。

（30）胎风赤烂与小儿疳眼

儿目眵黏眦烂红，母过辛热小防风，

肿痛涩泪云翳生，咬甲揉鼻肥儿同。

【注释】

初生小儿双目尽赤，眵泪胶结，四眦湿烂，为母亲孕期或生后过食辛热之食物所致，治宜小防风汤；若小儿双目肿痛，隐涩泪多，渐生白膜云翳，咬甲揉鼻，喜趴卧，不喜抬头，为小儿疳眼，初因饮食伤脾，久则伤肝所致，治宜四味肥儿丸，久服即效。

（四）望舌

1. 舌质四部

舌质外象谓之形，活动形状谓之态，

舌质颜色谓之色，面上附着一层苔。

【注释】

舌质是舌的肌肉和脉络组织的结合体，俗称舌头。舌形即舌质的形状；舌态即舌头的活动状态；舌色即舌头的表面颜色；舌苔即舌面上附着的一层苔状物质，舌底面多不出现舌苔。

2. 舌质划分

下焦舌根独属肾，中焦舌中脾胃真，

舌的两边属肝胆，上焦舌尖属肺心。

【注释】

在诊断时，一般把舌质划分为舌根、舌中、舌尖与舌边（舌的两边）四个部分。舌根反映下焦与肾脏的病变，舌中心反映中焦与脾胃的病变，舌尖反映上焦与心肺的病变，舌边反映肝胆的病变。舌的不同部位可反映不同的脏腑病变，在临床上有一定的实用价值和诊断意义。

3. 望舌方法

察舌面向日光源，伸舌平展要自然，

不可用力或蜷缩，染苔影响辨周全。

【注释】

① 望舌时应选择充足而柔和的自然光线，患者要面向光源，以减少其他光线对颜色的干扰。同时，示意患者自然平展伸舌，避免因用力外伸或蜷缩而影响观察。

② 在观察舌苔时，若舌苔颜色异常，一定要分清是否是染苔，因染苔对了解病情没有意义。只有这样才能正确观察舌象，全面地诊察病情。

4. 舌诊病机

舌为心苗脾外候，肝肾经脉舌本流。

脏腑精气荣舌上，观察舌象知病由。

【注释】

《灵枢· 经脉》《灵枢· 经筋》等篇指出，手少阴心经之别“系舌本”，足太阴脾经“连舌本，散舌下”，足少阴肾经“夹舌本”，足厥阴肝经“络于舌本”，足太阳之筋“其支者，别入结于舌本”。《灵枢· 营卫生会》指出“上焦出于胃上口……上至舌，下足阳明”。这些说明了脏腑精气都直接或间接地通过经络上荣于舌，故而舌象之好坏可直接反映脏腑精气的盛衰。在诸脏器中，舌与心、脾胃关系最为密切，故有“舌为心之苗，为脾之外候”之说。故此望舌可诊察脏腑之病变。

5. 常舌与舌诊内容

常舌柔软动灵活，淡红润泽苔白薄，
望舌形态与苔质，注意润燥色光泽，
质候脏腑病虚实，苔察胃气邪盛衰，
阴阳失调看形态，气血虚热痰湿风。

【注释】

① 正常人的舌头，舌质柔软，不胖不瘦，不斜不歪，活动自如，颜色淡红而润泽，舌面上铺有颗粒均匀、干湿适中的薄薄白苔，即淡红舌、薄白苔而红活润泽。

② 望舌包括舌的形、态、质、苔四方面。望舌的形态可了解阴阳气血亏虚的多少，热、痰、湿、风致病的轻重。观舌质可知脏腑之虚实；察舌苔可观胃气之有无、六淫邪气侵袭之深浅。在望舌时应特别注意津液、光泽的有无以及色泽的深浅，因润泽表明津液未伤，正气未衰；枯燥、晦暗表明津液损耗，正气已衰，衰则病重。

质色红绛淡紫蓝，荣枯老嫩形态连，
胖瘦厚薄肿齿痕，点刺裂纹滑疹斑，
强硬痿软歪震颤，缩纵吐弄重不安，
脏腑划分各其所，望舌查病求根源。
苔色白黄灰黑中，厚薄润燥腻滑松，
腐霉裂剥黏假真，有无细察色浅深。

【注释】

① 望舌质包括三方面：a. 舌质的颜色，包括红、绛、紫、蓝和淡红、淡白；b. 舌质的纹理，包括荣、枯、老、

嫩，其中有光泽者为荣，无光泽者为枯，纹理粗糙坚敛者为老，纹理细腻鲜活者为嫩； c. 舌质表面的改变，常见的有点刺、裂纹、光滑、瘀斑，除此之外还有舌衄、舌痈、舌疔、舌疮、舌菌等舌体局部形质异常。

② 舌形包括舌的胖、瘦、厚、薄、肿胀及齿痕等。

③ 舌态包括舌的强硬、痿软、歪邪、震颤、短缩、舌纵、吐舌、弄舌及重舌。

④ 舌苔包括两方面： a. 舌苔的颜色，包括白、黄、灰、黑； b. 舌苔的苔质，包括厚、薄、润、燥、腻、滑、松、实、腐、霉、裂、剥、黏。

⑤ 除此之外，还有苔之真假、有无、偏全等。临证时一定要细致观察，对舌的形、态、质、苔和津液、光泽的有无以及色泽的深浅进行综合参察，方可做出正确的诊断。

6. 舌形舌态辨证

水饮痰湿舌大胖，胖嫩脾肾在虚阳。
胖舌齿痕湿邪困，瘦舌齿痕气血伤。
心血亏虚舌瘦瘪，内热消肉气血竭。
重舌吐弄心脾热，苍老热结点刺生。
裂纹火盛津液亏，津液气血定枯荣。
伸长强硬偏枯症，抖颤肝风心脾经。
木舌不动心火盛，杂症见此虑中风。
痿软不用气虚极，舌纵短缩病危重。

【注释】

① 舌质胖大或胖嫩多因水饮痰湿阻滞，脾肾阳虚，津液

不化所致。若胖舌有齿痕多为脾虚湿盛，若瘦舌有齿痕多为气血虚弱。舌薄而瘦小，为心血亏虚，或内热消肉、气血极虚欲竭之象。若重舌、吐舌、弄舌，多见于小儿心脾热结。

② 舌生芒刺或质地苍老皆为热结已深，苍老无论苔色如何皆为实证。裂纹多为火盛津亏。津液气血的盈亏，正气的盛衰决定着舌的荣润光泽。

③ 舌头伸长强硬多为偏枯中风之症或热入心包，高热伤津，痰浊内阻。舌头不由自主地震颤抖动多为肝风内动，心脾两虚。舌肿满口不能转动者为木舌，多为心火太盛，杂病见此属中风之兆。舌头软而无力屈伸，痿废不灵，多为气血俱虚，阴亏已极或热灼津伤。舌伸出口外，内收困难或不能收回为舌纵，舌体紧缩不能伸长者为短缩舌，此两种皆为病重危候。

7. 舌质辨证

（1）红舌

红舌热证从内发，阳实之证较为多，

深红黄苔为实热，芒刺营热鲜红色，

嫩红无苔阴虚火，鲜嫩色红虚热灼，

舌心干红胃液伤，边红肝胆有郁热。

【注释】

比正常人舌色较深的为红舌。红舌主热证、阳证。红舌在实证中比较多见，《伤寒舌鉴》说：“夫红舌者，伏热内蓄于心胃，自里而达于表也。”在临床上，根据舌红的浅深和部位，一般来说，深红而有黄苔的为实热；鲜红而起芒刺的为营分有热；嫩红无苔的为阴虚火旺；鲜嫩红色的为虚热证；舌心干红的为胃津已伤；舌边红的为肝胆郁热。

红内红星舌布满，脏腑血分热毒传，
壮热大渴躁秘涩，清热凉血解毒安。

【注释】

纯红舌中布满深红色的红星点，为脏腑血分热毒炽盛之候。若症见壮热大渴、烦躁不宁、大便秘结、小便赤涩，宜急用清热凉血解毒之剂。

红内黄星舌布满，湿热熏蒸脾胃间，
目睛皆黄是黄疸，清热利湿退黄先。

【注释】

纯红舌中布满黄色星点，为湿热熏蒸脾胃，若两目发黄，兼有身黄、小便黄为黄疸病。治疗黄疸病必须先清热利湿退黄。

心胃火燔中心干，清胃方中清心添，
舌尖红干心火炎，宜用导赤加童便。

【注释】

舌质红而中心干燥为心胃火盛两燔，销铄津液之候，治宜清胃方中加入清心之品。若舌尖红赤而干，为心火上炎之象，宜用导赤散中加童便，引热下行。

红中蚀烂虫碎称，水火不济热毒盛，
症见便秘小便赤，宜用解毒泄热攻。

【注释】

纯红舌中有糜烂红点，如虫蚀之状，此舌称“虫碎舌”。出现此舌多为水火不济、热毒炽盛之候，治宜解毒泄热攻下。

舌红中央淡黑苔，脏腑实热里证来，

壮热烦躁便难通，苦寒攻下热方开。

【注释】

红舌中央有淡黑苔为脏腑实热的里证，症见壮热、烦躁、便秘、尿赤，治应急用苦寒攻下泄热之剂。

红中黑纹厥阴舌，阴毒客于厥阴经，

腹痛恶寒四肢冷，急用散寒与温中。

【注释】

舌边红、中央见黑色湿润纹状态的舌，亦称厥阴舌。此为阴毒客于厥阴肝经之候，症见四肢冷、腹痛、恶寒、脉沉等，治用温中散寒之法。

瘟疫热毒陷阳明，红中黑斑壮热行，

烦渴透疹宜解毒，斑疹生后化斑清。

【注释】

瘟疫热毒陷于阳明经证，在纯红舌中多见小黑斑点，兼见壮热、烦渴，继而透发斑疹。宜急用透疹解毒之法，待斑疹出后，则用凉血解毒化斑汤主治。

舌根白苔尖淡红，头痛发热恶寒风，

太阳之证麻黄汤，解毒汗后即时轻，

烦渴饮水入即吐，小便不利用五苓。

【注释】

舌根白苔、舌尖淡红的为表证，若兼头痛、发热、恶寒，为风邪在表的太阳表证，治宜麻黄汤发汗解表；若兼头痛，烦渴饮水，水入即吐，小便不利者，治宜化气利水五苓散治之。

红尖出血血如溅，热盛营血心不安，

宜用犀角地黄饮，再用大黄加黄连。

【注释】

全舌红绛色，舌尖出血如溅的为邪热犯心、营血热盛之证。治宜犀角地黄汤加大黄、黄连等治之。

舌质红而有裂纹，肺胃里热伤阴津，
急用生津来育阴，甘寒之药泻火临。

【注释】

舌红而有裂纹，为肺胃里热阴伤所致，治宜育阴生津，用甘寒泻火之药。

红尖紫刺里热甚，危候急当清下攻，
芒刺消退症趋稳，再生则危命难终。

【注释】

舌尖红而起紫色芒刺者为里热重证恶候，急宜清热攻下。若服药后芒刺减少或不再生多，则病有愈象；若医治无效，芒刺复生而多，则病危。

舌尖红色根黑苔，心肾火炽灼伤阴，
急性流行发热病，苦寒泻下凉膈斟。

【注释】

舌尖红色、舌根有黑苔的为心肾火炽或实热灼伤阴分，也可见于急性流行性发热病，治宜急用苦寒泻下存阴之剂，如凉膈散。

红舌之上有紫疮，心肺热毒盛之象，
瘟疫多见此种舌，解毒清热把血凉。

【注释】

红舌上起紫疮，为心肺热毒炽盛之象，瘟疫病可见此舌。治宜急用清热凉血，解毒之剂频服。

舌色干红细而长，阴亏少阴气竭亡，
阴枯不能上荣舌，危在朝夕病不祥。

【注释】

舌干红而细长者为阴亏已极之象，为少阴之气竭于内，不能上通于舌质所致。此证最危，朝夕更甚。

外有红晕边尖黑，邪入心包热病温，

昏谵烦躁发斑疹，开窍凉营快清心。

【注释】

舌中心至舌根淡红，外层有红晕而舌边与舌尖纯黑，多见于温病热邪内传心包之候，兼见神昏、谵语、烦躁或发斑疹等症。治宜用凉营泄热、清心开窍之剂。

红短白疱津液伤，瘟疫气分热盛狂，

声哑咽干疮烦躁，清心解毒连犀汤。

【注释】

舌红而短起白疱，多见瘟疫气热亢盛、津液受伤，常伴有声哑、咽干、口疮、烦躁等症。治宜清热解毒生津，黄连犀角汤主治。

红中双灰干苔舌，温病犯胃结邪热，

壮热谵语摸床衣，苦寒泄热攻下急。

【注释】

全舌色红，有两条纵行灰色干燥苔，见于温热病，为内热炽盛、邪结胃腑之象。症见壮热谵语、循衣摸床、神昏撮空等。应急用苦寒泄热攻下之剂。

红断纹裂是阴亏，黄连解毒快滋阴，

人字裂纹心火燔，热毒上炎凉膈散。

【注释】

舌红有横断裂纹而痛，多为阴亏或阴虚火旺，治宜黄连解毒汤或补肾滋阴之剂。若裂纹如人字形，为心火燔灼、热毒上炎之象，治宜凉膈散清上泄下。

热入阳明根淡黄，便难头汗身体凉，
清热利湿去黄疸，茵陈蒿汤加味良。

【注释】

舌中尖红、舌根有淡黄苔，为热入阳明，或出现黄疸，若见头汗、身凉、小便黄涩，治宜用茵陈蒿汤加味，清热利湿退黄疸。

微黄滑苔内邪热，谵语汤用大柴胡，
若见干燥腑实盛，通腑泄热用大承。

【注释】

红舌中有微黄滑苔，为内有邪热。症见谵语者，用大柴胡汤，清里散热；若见舌干燥者，为腑实之象，治用大承气汤通腑泄热。

舌红长大胀出口，心火热毒急泻火，
银针猛刺出恶血，冰片牛黄掺于舌。

【注释】

舌红长大胀出口外，乃心火热毒之候，宜清心泻火，外用银针刺出恶血，再用冰片、牛黄末掺于舌上。

红中通尖黑干舌，温病津枯脏腑热，
心肺脾胃实热甚，以解里热泻下可。

【注释】

舌边红，中央黑干苔通舌尖，为温病津枯或脏腑实热之候，为心、肺、脾、胃热之尤甚。治宜急用清热泻下，以解里热。

（2）绛舌

绛舌深红热传营，鲜泽属热入心包，

光亮胃阴多已亡，心火上炎尖独绛。

【注释】

绛舌色呈深红，是温病热邪传入营分的舌象。绛而光亮，为胃阴已亡；舌尖独绛为心火上炎。

绛而黏腻似非苔，暑湿兼秽蒸浊痰，

恐蒙心包昏痉厥，逐秽开窍涤痰连。

【注释】

舌绛而上有似苔非苔的黏腻物，是暑湿酿蒸痰浊蒙闭心包之象，症见神昏惊厥，治宜急用芳香逐秽、开窍涤痰之法。

舌绛碎点黄白苔，热淫湿䘌欲盛疳，

古名狐惑皆同此，杂病伤寒仔细观。

【注释】

舌绛而有碎点、黄白苔，此为湿热邪毒蕴久不解，蒸腐气血，化为瘀浊所致，病将生疳。狐惑是牙疳、下疳等病的古名，近时统称为疳疮。仲景的《伤寒杂病论》对此论述较详。

舌绛不润枯而萎，肾阴已涸救之难，

热毒乘心红点重，望干扪津成浊痰。

【注释】

舌色深红而不润，舌形紫晦如猪肝色，绝无津液者为枯；舌形敛缩，伸不过齿者为萎。此肝肾已败为危候。舌绛而有大红点为热毒乘心；舌绛望之如干，扪之有津，此津亏而湿热熏蒸，将成浊痰蒙蔽心包之象。

（3）紫舌

紫舌多由绛舌演，血分郁热瘀血关，

色深干枯热邪重，紫暗瘀血胸膈间，

淡紫滑润血不畅，或见酒客内凝寒，

酒毒冲心紫肿大，邪中肾肝青紫滑。

【注释】

紫色舌为绛舌发展而成，与血分郁热瘀血等因素有关。若色深干枯为热邪深重，津枯血燥。血行瘀滞所致；若色紫而暗为素有瘀血在胸膈，热邪入营，血分瘀热，而血液运行不畅；若淡紫滑润为血行不畅或酒客内寒凝滞；若舌紫而肿大为酒毒冲心；若青紫滑润为邪直中肾肝，属阴证。

色紫挛缩舌而短，食滞津枯热传厥，

通腑泄热大承气，热退脉静生不绝。

【注释】

舌色紫、舌质挛缩而短为食滞津枯，热传厥阴，筋脉失养之象。治宜急用大承气汤通腑泄热。服药后热退脉静舌舒者预后较好，否则危殆。

酒后伤寒紫遍舌，葱酒发汗毒攻心，

病见唇舌症青紫，解毒温中参西斟。

【注释】

全舌呈浑紫色为紫遍舌。此舌可见于酒后伤寒或伤寒用葱酒发汗致酒毒入心或见于肠源性发绀。前者宜清热透邪兼解酒毒，后者宜温中理气或中西医结合治疗较好。

紫色中见白滑苔，酒客再遇感风寒，

头痛身热见恶寒，发表散寒解毒安。

【注释】

紫舌中见白滑苔，多见酒客外感风寒，症见头痛、身热、恶寒、胃脘胀满、饮食不消等。治宜解表散寒兼解酒毒。

紫中红斑舌布满，热入营血身赤斑，
清热解毒化斑汤，俱加葛连青黛先。

【注释】

全舌紫色，布满红斑，为热入营血，多兼全身赤斑。治宜用化斑汤加葛根、黄连、青黛之品，清热解毒。

舌紫干老熟猪肝，脏腑热极厥阴传，
清热解毒须大剂，当归四逆救急先。

【注释】

全舌紫而干老，如煮熟之猪肝色，为脏腑热极、热邪传厥阴危候。宜大剂清热解毒之品，首先用当归四逆汤救急。

紫舌尖蕾根淡红，嗜饮感寒伤肺胃，
散寒清热小柴胡，加葛滑石用生地。

【注释】

舌根淡红、余部淡紫而舌尖生蓓蕾，多因嗜饮感寒伤肺、厚味伤胃、热郁气血不畅所致。治宜小柴胡汤加葛花、滑石、生地黄之类，清热散寒。

淡紫心灰或青黑，不湿不燥伤血分，
清热凉血犀生黄，入酒大黄轻泻谨。

【注释】

全舌淡紫，中央带灰或青黑，不湿不燥，为湿中生热、邪伤血分之候，治宜犀角生黄汤清热凉血，并配酒大黄轻泻。

淡紫青筋而滑润，寒邪直中阴经凶，

面黑身凉四肢冷，脉沉四逆急理中。

【注释】

舌淡紫中带青筋而滑润，为寒邪直中阴经之凶候，症见面色暗黑、身凉、四肢厥冷、脉沉。宜用四逆汤、理中汤等温阳救逆。

紫淡带青瘦滑润，寒邪直中病肾肝，

当归四逆加姜萸，温阳救逆有何难。

【注释】

全舌紫淡带青，滑润瘦小，为寒邪直中肾、肝之阴证，宜用当归四逆汤加生姜、吴茱萸温阳救逆。

紫上黄苔干燥舌，脾胃素热嗜酒致，

实热应泻大承攻，有表宜解通里使。

【注释】

全舌紫色，舌中有黄燥苔，多因脾胃脏腑素热或嗜酒积热，或燥火内盛，或误服温补药所致，均属里实热证。宜用大承气汤攻下泄热，若有表证宜解表通里。

紫上黄苔湿润舌，食伤脾胃里寒实，

胃脘脐周按硬痛，脉沉细者温下使。

【注释】

舌淡青紫色而中有黄湿苔，为食伤脾胃、里寒实证之候。如按之胃脘、脐周硬痛或时有矢气，脉沉细，可用温下法。

紫中赤肿干焦舌，阳明受邪里热盛，

下后酒肉邪复聚，攻下泄热即收功。

【注释】

舌边紫，中心赤肿干焦，是阳明里热炽盛，或下后酒肉，邪热复聚，治宜攻下泄热即可。

（4）蓝舌

舌蓝生苔脏腑损，光蓝无苔病危甚，
阴邪化热满滑腻，蓝微瘟疫湿热斟。

【注释】

蓝舌生苔，为脏腑损伤未甚，尚可医治；若舌光蓝无苔，不论何证，皆属气血极亏，病极危险。若舌苔满滑腻中呈现蓝色，为湿痰或痰饮化热；若蓝色微而不满舌，为瘟疫或湿温热郁不解。

蓝色紊乱有条纹，胃气衰微肝相乘，
寒积结滞中焦象，疏肝扶脾温散良。

【注释】

舌见蓝色紊乱条纹，为胃气衰微，肝气相乘，或有寒积结滞中焦之象。治宜疏肝扶脾，或温中散寒。

（5）淡红舌与淡白舌

正常舌象本淡红，即使有病也是轻。
淡白舌象虚寒证，脱血惨白重症明。

【注释】

舌色淡红润泽、白中透红为淡红舌，是常人舌象，即使有病也是轻证，或病后转愈之佳兆。淡白舌属虚寒证或气血亏虚证，若见惨白色则为脱血重症。

8. 舌苔辨证

（1）白苔

正常白苔胃气生，薄平粒均铺舌中，

白苔病变多在表，风寒湿邪尚属轻，

苔有厚薄与干湿，寒热虚实证不同。

【注释】

正常人的舌苔为白色，薄薄平平地分布于舌的中部和根部，颗粒均匀，干润适中，舌色如常。病变见白苔，主风寒湿邪，主表证，一般病情尚轻。临床上常根据舌苔的厚薄干湿、色之深浅以及兼症的不同，而分寒热虚实。

白霉舌苔胃热极，津液化腐蒸腾生，

温毒湿温伏暑病，甘淡养胃法用灵。

【注释】

舌面生白衣或糜点如饭粒的舌称白霉舌。此舌多因胃中热极，津液化腐蒸腾而上所致，可见于温毒、湿温、伏暑等病，可用甘淡养胃之法救治。

厚滑风寒夹湿证，头身痛烧无汗寒，

胸闷口舌不燥干，解表化湿法用安。

【注释】

舌中根部白厚滑苔，舌质边尖淡红，为有寒湿表证。此舌表里证均可见，若伤寒邪在太阳，则症见恶寒、头痛、身痛、发热、无汗、口不干、舌不燥、胸闷等，一般为风寒夹湿表证，治宜解表化湿。若杂病里证见此为中焦脾胃有寒湿，治宜温散寒湿。

白黏腻苔鸡蛋清，颗粒粘连痰湿寒，

脾热湿聚带甜味，涎沫浓稠痞闷脘。

【注释】

舌面白苔上罩着一层浑浊黏液，状如鸡蛋清样附于苔面，苔的颗粒互相粘连，合成一片，主痰湿，多属寒证，若口中黏腻而带甜味，涎沫浓稠，胸脘痞闷，则属脾热湿聚之证。

痰火壅结白硬苔，胃津耗损入阳明，

白熟苔为气血亏，内脏寒极病危重，

【注释】

白苔干硬，为痰火壅结或热邪传入阳明、胃津耗损之象，治宜甘寒生津。舌苔白厚明而不透，白而无光，为白熟苔。此气血两亏内脏虚寒已极之候，病多危。

滑腻稠厚豆腐浆，温中健脾振脾阳，

寒湿痰饮停聚致，化湿祛痰体安康。

【注释】

苔白而厚腻，苔上津液较多，如稠厚豆腐浆敷在舌上，多由于脾阳不振、寒湿痰饮停聚所致。治宜温中健脾，壮脾阳，化湿祛痰。

白尖红舌病少阳，郁热不解小柴汤，

白尖黄根里多表，先表后里治法详。

【注释】

舌尖薄白苔，其余无苔而见红舌，为郁热不解的少阳证候，治宜小柴胡汤。若舌尖白苔，舌根黄苔，为表里同病、里证多于表证之候，治宜先解表而后攻里。

白苔红中病太阳，照顾气津祛邪方，

白苔中黄传阳明，黏腻五苓益元康。

【注释】

舌边有白苔，舌心无苔而红，是邪在太阳或少阳见证，治宜祛邪方中照顾气津。白苔中心变黄，是表邪未罢，邪传阳明，化热之象，黄而黏腻者，治宜五苓散加益元散治疗。

脾胃虚寒夹食滞，双灰润净温健脾，

肠胃热结苔厚燥，刮之不净攻里愈。

【注释】

白苔满布，当中有两条灰色苔纵行排列，若灰润刮净，为脾胃虚寒夹食滞，宜温中健脾；若厚而无津，刮之不净，为肠胃热结已实，宜通里攻下。

白苔双黑润虚寒，寒邪化火黑而干，

手足厥冷胸结疼，温中泻火可收功。

【注释】

白苔中有两条黑色苔纵行排列、润而不干为虚寒证，多因中焦虚弱，寒邪外袭入小肠和胃，饮食停滞，中焦不通所致。若见苔黑干者，为寒邪化火，热阻脾胃之实热证，症见手足厥冷、胸膈痛。治宜温中泻火。

外感杂病白双黄，表邪未罢入里殃，

杂病胃肠积热聚，肠胃不和观之象。

【注释】

白苔中有两条黄色苔纵行排列。外感杂病均可见此苔，外感多为表邪入里而表证未罢，杂病多属积热聚于肠胃，肠胃不和之象。

白苔红质瘟疫病，营分热邪伏不通，

湿浊遏阻膈间候，泄湿透外病可轻。

【注释】

舌苔白而舌质深红，为湿浊遏阻胸膈、营分热邪伏而不能外透之候，多见于瘟疫病。治宜先泄其湿，再用苦辛甘凉从里透外。

白苔尖红心火炎，苔薄微红风热感，

白厚风热夹湿证，湿温热邪复感寒。

【注释】

舌苔白而舌尖红，为心火上炎。若舌质微红、苔薄白，为外感风热在表。若苔白厚者为外感风热夹湿或风温有化热之势。湿温或热邪内盛复感外寒之证，亦见此舌。

白苔心黄润解表，焦干入里清热攻，

边黄湿热结大肠，腹痛泄泻下痢征。

【注释】

白苔中心渐黄，为表邪传里之候；若白苔为主，微黄而润者，为表证未罢，仍当解表；若黄苔多而焦干者，为邪已入里，宜清热或攻下；若白苔边见微黄苔，为湿热蕴结大肠之候，症见腹痛、泄泻。

黑根寒热辨真假，真寒假热苔白滑，

刮之即净舌津润，渴不消水辛温法，

真热假寒苔黑腻，干厚难刮津液乏，

口渴贪饮苦寒治，辨证论治细观察。

【注释】

舌上白苔而舌根黑苔，宜辨别寒热真假。真寒假热，症见黑根无积腻、白苔薄滑、刮之即净、舌上多津、口不渴或渴而不消水者，治宜十全辛温救补汤加减；真热假寒，症见黑根黏腻粗涩、干厚刮之不净、燥苔无津、口渴引饮，治宜十全苦寒救补汤加减。

白苔黑斑刮之净，湿热之候病非轻，

刮之不净里实热，阴液欲竭病必凶。

【注释】

白苔中有黑色小斑点，若黑色斑点刮之即净者，为湿热之候；若刮之不净者，为里有实热、湿阴液欲竭之凶候。

薄白滑润寒湿在，苔干津少燥气牵，
白苔微滑感风寒，辛温发汗解表散。

【注释】

舌苔薄白而滑润，似米汤覆于舌面，主外感寒湿。若白薄津少而干，为外感燥气或外感未解，肺津又伤，治宜辛凉甘寒，透表润肺；若舌苔薄白而微滑，舌质淡红，为外感风寒表证，治用辛温发汗解表即可。

脾胃热滞白厚干，燥裂里热津伤堪，
白厚滑苔太阳病，杂病燥湿痰祛安。

【注释】

舌苔白厚而干燥，为脾胃热滞或邪在少阳之象。若苔白而厚，干燥有裂纹，为里热伤津太甚；若舌苔白厚而滑，为邪在太阳，症见口不干、舌不燥、发热头痛、无汗、恶寒、身痛、脉浮紧。杂病里证见此舌苔为痰湿，宜健脾燥湿祛痰。

半边白滑少阳病，白滑中黑寒热分，
寒热错杂见黑黄，脾肾阳虚肢不温。

【注释】

白滑苔见于舌之侧，为半表半里之少阳证，或痰饮壅盛于肺。若白滑中心黑苔，有寒热之分，刮之可净为真寒假热；若刮之不净，舌粗涩干燥，为里实热证或表邪入里之候。舌上白苔或左或右，余见黑黄，为寒热错杂证，如素有脾肾阳虚，四肢不温，脉沉细，治宜温肾健脾。

白淡透明似非苔，虚寒年老胃气衰，

久服汤药伤胃气，宜用补中益气来。

【注释】

舌苔淡白而透明，似苔非苔，多属虚寒之证，或因年老胃气不足或久服汤药胃气伤损所致，治宜补中益气汤。

白如积粉尖边紫，秽湿内阻热邪伏，

湿热疫证见此舌，开泄透解效良知。

【注释】

舌苔白滑如积粉，舌尖边色紫绛，为秽湿内阻、热邪遏伏之候，见于湿热疫证，邪在膜原，只有用开泄透解之剂，才能收到良好的效果。

白干苔满黑刺舌，刮之净否辨热寒，

白苔尖灰根黄舌，湿热茵陈蒿加减。

【注释】

舌苔白而干，布满黑芒刺，此按刮之净否来辨别真寒假热还是真热假寒，以便因证给予治疗。若白苔为主，舌尖灰苔而舌根黄苔为湿热之候，身将发黄，宜用茵陈蒿汤加减治疗。

白尖中红黑根苔，脾虚有湿苔润泽，

黑多而干质较红，肠燥胃热润肠清。

【注释】

舌尖白苔、舌根灰黑而舌中质红，若黑苔不多而润，舌不甚红，为脾虚有湿；若根黑多而干，质较红，为胃热炽盛、肠已燥结之候，治宜清胃润肠。

白苔尖根俱黑舌，心肾热极邪弥深，

发热谵语识朦胧，十全苦寒救补斟。

【注释】

舌尖舌根俱黑苔，舌中部白苔，为心肾热极、脾胃真热假寒证。若症见发热谵语、呃逆、干呕、食入即吐、意识模糊，为热邪弥漫，火毒炽盛，应慎用十全苦寒救补汤急救。

白滑苔尖灰刺舌，外感寒湿内浊湿，

热迫心脾白干厚，清热祛湿通里使。

【注释】

白滑苔尖微黄而有灰刺，为外感寒湿、内有湿浊，宜辛湿燥湿。若湿热困脾或热邪入里，热迫心脾，苔必白而干厚，治宜清热祛湿或通里攻下。

（2）黄苔

黄苔病变主里热，色深病重须分明，

外感风热苔黄薄，厚燥胃热伤津证，

脾胃湿热黄厚腻，老黄燥裂热极重。

【注释】

黄苔主里热证，色越深，热邪越重。微黄薄苔，为外感风热。黄厚干燥，为胃热伤津。黄而厚腻，为脾胃湿热或肠胃积滞。老黄而燥裂为热极。

黄腻鸡子黄涂罩，多为湿热结中焦，

热邪痰湿互结致，清热化痰而燥湿。

【注释】

苔色黄而黏腻，颗粒紧厚，如鸡子黄涂罩舌上，多为湿热结于中焦或热邪与痰湿互结所致，治宜清热化痰燥湿。

黄干裂瓣热实证，燥渴发热腑实明，

身目尿黄清解利，狂妄燥结祛瘀通。

【注释】

舌苔干涩和而起瓣，为里热实证，可见于热邪炽盛或内有蓄血或湿热蕴结化毒。若阳明腑实，症见发热烦躁而渴，宜通里攻下；若身、目、尿皆黄，为黄疸，宜清解毒利湿；若人狂躁妄动，善忘，呼笑怒骂，不避亲疏，小便自利，大便干结，宜祛瘀泄热。

黄尖白根少阳证，宜用和解阳明清，

灰根腑实里实热，阴液受伤证候凶。

【注释】

舌根部白苔，尖边黄苔，为半表半里的少阳证或初入阳明，治宜和解法。若偏于阳明里证，用清热缓下。舌根部苔微黑带灰，舌尖黄苔，为阳明腑实或里实热证，阴液受伤之凶候，治宜急下存阴。

红根舌尖黄苔少，热邪初传胃腑着，

黄苔较多红根少，湿热之候清化疗。

【注释】

舌的前半部黄苔，后半部分舌质红色。若舌尖黄苔较少，为热邪初传胃腑，亦有表证未尽者，治宜清胃热为主。若舌黄苔较多、红根较少，为湿热之候，治宜清热化湿。

黑根尖黄里热证，腹痛便秘肠胃斟，

黑根为主尖尚黄，各经皆热心未甚。

【注释】

舌根黑而舌尖黄苔，为里热证。舌根微黑舌尖黄，并腹满胀痛，大便秘结者，为肠胃实热，治宜急攻下。若黑根为主舌尖尚黄者，为各经皆热极，心经未甚，治宜苦寒清热。

黄苔黑刺乃热极，实热里结邪传里，

邪毒内陷热已深，白虎大承交替饮。

【注释】

舌苔老黄而有黑刺，乃脏腑热极之候。杂病为实热里结，外感为邪已传里，邪毒内陷已深，治宜大承气汤与白虎汤交替服用，至苔刺退净。

黑斑里热肠胃实，宜用通里攻下使，

黑滑阳明腑实证，腹痛便秘下法清。

【注释】

黄苔有黑色斑点，主里热实证，多为肠胃实热，治宜通里攻下。若舌苔黄而舌中部见黑滑苔，为阳阴腑实证，如有腹痛便秘，虽苔不干燥，仍可用下法祛除疾病。

表邪将结里热盛，黄根白尖须分明，

表邪未罢先解表，然后再把里热清。

【注释】

舌尖白苔，舌根黄苔，为表邪将解而里热盛之候，如表邪未罢，宜先解表、后攻里。杂病见此亦属里有实热。

灰尖胃中多郁热，胸闷脘胀烦渴象，

黄苔中绛乃胃火，热邪灼热心营伤。

【注释】

舌根黄苔，舌中部淡红无苔而尖灰黄，为胃中郁热。症见心烦而渴、不吐不泻、胸闷脘胀，宜缓下泄热。若舌中呈现深红之绛色而尖灰苔，为胃火炽盛，热邪灼热，心营受伤，治宜清胃之中加清心之品。

黄中灰黑通尖舌，心脾肺胃肾肠热，

两感伤寒见此舌，邪已入阴实法撤。

【注释】

舌中央黄苔，从舌根至舌尖见条状黑苔，乃心、肺、脾、胃、肾、大肠、小肠均热极之候。若两感伤寒见此舌，为邪已入阴，治法与实热相同，可用苦寒清热，通里攻下。

黄根白尖缩短舌，多为风痰加宿食，

兼见谵语狂妄症，涤痰导滞除风使。

【注释】

舌根黄苔、中心红尖色白，舌短缩不能伸出口外，此为风痰夹宿食所致，多兼见谵语、狂妄等症。治宜涤痰导滞，兼除风邪之法。

（3）黑苔

黑苔病变寒热分，刮之净否须细审，

有无芒刺润燥干，验苔辨证有真传。

【注释】

黑苔病变，有寒热之分，刮之可净与刮之不脱，为辨病食染、寒热之真假的重要一环。在黑苔辨证中，有无芒刺、苔润还是燥也尤为重要。

周边白苔黑心舌，真寒假热湿润净，

刮之不脱干焦厚，脾胃积热苦寒清。

【注释】

舌周边白苔，中央黑苔，又称白苔黑心舌。若刮之净而湿润者，为真寒假热，宜温中散寒；刮之不脱而干焦厚者，为脾胃积热，治宜苦寒清热。

舌中根红尖燥黑，脏腑皆热心尤甚，

竹叶石膏黄连汤，清心解毒用法真。

【注释】

舌中根红而尖燥黑，为脏腑皆热，而心经尤热，宜竹叶石膏汤合黄连解毒汤，清心解毒。

黑根红尖热下焦，便秘通下泄热着，

周边黑晕中微红，热入心包泻火功。

【注释】

舌的前半部红色无苔，舌根有燥黑苔，为热在下焦之候，大便秘结者，宜通下泄热。舌边周黑晕，中央微红，多为热入心包之候，治宜清心泻火。

根纹粗干涩舌黑，脏腑热极危候审，

大剂清瘟败毒散，重加解毒与生津。

【注释】

满舌遍布黑苔，舌根纹粗干涩，为脏腑热极之危候，应急用大剂清瘟败毒散，重加清热解毒生津之药频服。

黑刺底红里热极，攻下泄热治法需，

脏腑热极黑底刺，津伤急用泻火医。

【注释】

黑色苔，干燥而生芒刺，拨开芒刺，舌底红色，此为里热已极，应急用攻下泄热之法。舌上生芒刺，刮去芒刺，舌底黑色，为脏腑热极、津液大伤之恶候，应用苦寒泻火之法救急。

黑烂自啮脏腑热，兼受秽毒病之象，

杨梅毒疮均见此，清热解毒泻火汤。

【注释】

舌黑烂，频欲自啮，为脏腑热极兼受秽毒重症。杨梅毒疮亦可见此舌。宜用大剂清热解毒泻火之法。

黑润白边症畏寒，表里虚寒理中汤，
黑中无苔舌干燥，胃有虚火伤津象。

【注释】

中心黑苔而润，舌边白苔，为表里虚寒证，症见畏寒、脉迟而弱，治宜附子理中汤温中散寒；若中心黑无苔而干燥，为津液受伤而胃有虚火之象，治宜清热养阴生津。

伤寒失汗滑边红，表热里寒胃食结，
夏月中暍见此舌，宜用人参白虎决。

【注释】

舌边红而中心有黑滑苔，为伤寒失汗，表热里寒夹冷食结滞于胃，治宜温中通下。夏月中暍见此舌，宜用人参白虎汤治之。

脏腑热极苔黑瓣，拨开结瓣舌根黯。
高热烦渴张口喘，腹痛绞急口难言。
或见卒倒人不省，身臭如矢命危悬。
急症重症需重视，清热解毒效如神。

【注释】

黑苔结瓣，拨开瓣苔，舌底也呈黑色，为脏腑热极之恶候，兼见高热、烦渴、张口吹气、腹部绞痛，或口噤不言，或猝倒不省人事，或周身发臭难闻等危候，宜急用大剂清热泻火解毒药。

脏腑热甚瓣红底，消灼津血病危急，
口开目闭躁谵语，狂妄便闭大承气。

【注释】

黑瓣苔，瓣底红，为脏腑热甚，消灼津血。症见口开目闭、烦躁谵语、狂妄便闭等，急用大承气汤下之，并用清热凉血之法治之。

黑干通尖边白厚，脏腑实热炽盛候，
大热大渴躁谵语，便闭咽干虎承收。

【注释】

舌边白厚苔，中央有黑干苔通向舌尖，为脏腑实热炽盛之候，症见大热、大渴、烦躁、谵语、便闭、咽干，治宜白虎汤与承气汤合用，清热解毒攻下。

黑中无苔枯瘦舌，多因伤寒发汗过，
津枯血燥养阴血，炙甘草汤加减酌。

【注释】

舌质枯瘦，中部涩黑无苔，多因伤寒发汗太过、津枯血燥所致，可用炙甘草汤加减以滋养阴血。

黑燥厚苔边红舌，脾胃热极津枯干，
三黄白虎生脉散，便秘承气法用安。

【注释】

舌中心苔黑厚而燥，舌边红色，为脾胃热极、热盛津枯之候。急用三黄白虎汤或生脉散合黄连解毒汤清热泻火生津，便秘者，宜用承气汤下之。

（4）灰苔

灰苔里证寒热分，三阴寒证白滑润，
灰黄而燥里实热，灰燥热盛为伤津。

【注释】

灰苔主里证，又有寒热之别，若灰而白滑润者，为三阴寒证，宜温阳散寒；若苔灰黄而干燥者为里热实证，灰燥苔为热伤津液之象，治宜清热生津。

寒热夹杂吐蛔症，灰苔居中气冲心，

饥不欲食食吐蛔，安蛔止痛乌梅寻。

【注释】

舌中央见灰色苔，多见于寒热夹杂的吐蛔症，伴有气上冲心、饥不欲食、食即吐蛔等症，宜用乌梅丸安蛔止痛。亦可见于实热里证。

太阳中寒水侮土，腹痛吐利冷手足，

舌苔灰滑脉沉细，此证温阳散寒主。

【注释】

舌苔灰黑而滑润，为寒水侮土、太阳中寒证，一般有腹痛吐利、手足冷、脉沉细等症，宜温阳散寒为主。

胃郁食滞胸膈热，舌尖灰黑缓调胃，

邪热传里内宿食，中滑黑点舌淡灰。

【注释】

舌苔灰黑中渐红至根，是胃有食滞、胸膈热盛之候，宜缓下调胃。若邪热传里，内有宿食，则见舌淡灰色，中间有滑苔数点黑如墨汁，宜表里双解，可用大柴胡汤。

瘟疫热邪传入营，猝然昏倒事不省，

狂躁自啮不知痛，边灰中紫解毒清。

【注释】

瘟疫热邪传入营中，症见猝然昏仆，不省人事，或狂妄烦躁，或自啮舌尖而不知痛。此证见舌边灰苔、中根部淡紫，治宜清热解毒、清心凉血。

灰黑晕弧热毒壅，急下泄热解毒清，

心黑边灰实热证，便结脉实通里攻。

【注释】

舌有两条灰黑晕呈弧状，为脏腑热极、热毒内蕴之候，宜先急下泄热，再用清热解毒之剂。若中心黑苔，舌边起灰纹重晕，为里实热证。若大便闭结，脉实者可通里攻下；若里未结实热邪炽盛，可清热解毒。

灰尖黄根苔厚燥，脏腑实热胃食滞，

发热口渴大汗出，便闭清热导滞使。

【注释】

舌根黄苔，尖灰苔，苔厚而干燥，为脏腑实热，胃有食滞，兼见二便闭、发热、口渴引饮、大汗出，治宜清热导滞法。

灰黑干刺津液伤，口咽燥喘法存阴，

里结未成见烦躁，口渴胸满呕吐频。

【注释】

舌苔灰黑而生干刺，为脏腑实热、津液受伤之象，症见口燥咽干、喘满，治宜急下存阴。若里结未成而见烦躁、口渴、胸中胀满、呕吐频作或常干呕等症，治宜苦寒清热。

灰黑干尖有刺舌，邪将入里兼食滞，

发热口苦聋胁痛，表里清解消滞中。

【注释】

舌尖灰黑苔，有刺而干，为邪将入里兼有食滞，症见发热、口苦、耳聋胁痛，治宜清解表里，消滞和中。

灰根黄尖中部红，肠胃燥热阴液伤，

口渴谵语便秘结，急下存阴法同章。

【注释】

舌根灰色，中部红，尖黄苔，为肠胃燥热，阴液受伤之象，症见口渴、谵语、发热、大便秘结，治宜急下存阴。

灰黑干苔裂纹舌，脏腑热盛灼真阴，

邪未结实清生津，真阴亏竭清滋阴。

【注释】

舌苔灰黑而干燥，满舌裂纹，为脏腑热盛或热灼真阴。若脏腑热盛，热邪结实，可攻下；邪未结实，可清热生津；若真阴亏竭，可清热滋阴。

（五）望口辨证

黄白溃烂豆样生，口疮口内黏膜生，
白色苔藓溃烂点，口糜脾经积热壅，
满口白斑鹅口证，口㖞俗名掉线风，
唇角皲裂口丫疮，口噤痉厥撮脐风。

【注释】

① 口腔内黏膜上生黄白色如豆样大小的溃烂点，为口疮，因脾胃积热，也有因体质素虚、虚火上炎所致。若口腔内出现白色形如苔藓状之溃烂点，为口糜，因脾经积热、上熏口腔所致。若满口白斑如雪片，为鹅口，因心脾积热所致；若发生在初生小儿，则为胎热上攻。

② 若口角歪斜，为口僻或口㖞，俗称掉线风，因风痰阻于经络所致。若口角处皲裂、糜烂，说话进食时感疼痛，为口丫疮，因脾胃积热所致。若牙关紧闭，口不能张，为口噤，多见于痉病、中风等病证。

（六）望唇

1. 唇色辨证

唇之常色润淡红，深红而干为热盛，

鲜红阴虚亦火旺，青黑肝肾冷极疼，

白为血虚多肺病，雪白失血或肺痈，

唇黄定为脾经虚，青紫血瘀寒冷凝。

【注释】

正常人的唇色，为淡红而润泽。若见深红而干，多为热盛或心经之病；若见鲜红多为阴虚火旺；若见青色为肝病、冷极或痛极；若见黑色为肾病、痹证、血瘀；若见白色为肺病或血虚；若唇色雪白者，为失血过多或为肺痈；唇候脾，唇黄为脾虚之候或感受病邪；若青紫色，多为血瘀、寒凝。

2. 唇状辨证

温病脾热风湿壅，皆能出现唇部肿，

唇揭寒病过食酸，唇裂燥病干缝疼，

唇若蚕茧豆粒生，脾胃积火结毒成，

唇反多为脾气绝，瞤动脾虚多因风。

【注释】

温病、脾热或风湿壅盛皆可出现唇部肿起。唇皮揭举，多为寒病或过食酸物；唇部干燥裂缝，多为躁病或心、肝二经火盛；唇部有豆粒状小包，渐长如蚕茧大小，坚硬疼痛，妨碍饮食，多因脾胃积火结聚成毒；口唇肌肉收缩卷曲之唇反，为脾气绝之凶候；唇口蠕动不禁，多为风病或脾虚不能收摄所致。

（七）望齿辨证

前板齿燥热阳明，上下龈燥胃肠经，

齿焦枯垢肾虚火，无垢胃液枯竭凶。

【注释】

齿与龈燥干为无津之象。前板齿（门牙）干燥，为阳明热盛或中暑；上齿龈燥，为胃络热极；下齿龈干燥，为肠络热极；牙齿焦枯，为阴液受伤；齿焦有垢，为肾虚火盛、胃液未竭；齿焦无垢，为胃液大伤或脾肾之阴枯竭，凶候。

齿龈肿为肠胃热，红肿结瓣热毒攻，

牙床腐烂齿脱落，甚则穿腮牙疳酌。

【注释】

牙龈肿，为胃肠积热；若红肿如瓣状伴有齿龈出血、疼痛或溃烂，口腔有秽臭气味，为热毒内攻、胃火炽盛所致；若牙床腐烂、牙齿脱落、口臭出血、穿腮蚀唇为牙疳，为积温成热，宿食停滞或小儿元虚受寒，或癖疾积火或痘疹余毒所致。

齿有腐孔色黄黑，是谓龋齿咎胃经，

龈有白粒牙疔生，出血不止齿衄名。

【注释】

牙齿有黄色或黑色腐孔，为龋齿，为口腔不洁或风痰湿热熏蒸阳明胃经或胃经积热所致；齿龈处若肿起呈粟粒状且尖有脓，色红疼痛，为牙疔；若齿龈出血不止且出血量多，为齿衄，为邪毒壅盛、血热妄行所致。

（八）望咽喉辨证

殷深红肿实热证，淡粉肿微虚寒名，

色白腐烂为白喉，单双肿起乳蛾生。

【注释】

咽喉部色殷红或深红，红肿高突，愈肿愈紧，皆属实热证；若见淡粉色，肿微散漫而不紧束，皆属虚寒；若白色腐烂者为白喉，咽喉部两侧肿起，一侧或双侧齐发，为乳蛾，为火热内蓄所致。

肿闭难言名喉痹，内外肿闭缠喉风，

气塞绝饮皆危证，溃后无脓肿闭凶。

【注释】

咽喉肿闭，汤水不下，言语难出，呼吸不通，为喉痹，为热邪极盛；若喉中有声，痰涎绕于喉间，内外肿闭，汤水不下，为缠喉风，为热极痰盛，二证皆危。若经治疗，溃后出脓血者可愈，不出脓血仍肿闭者，为凶候。

黄白点溃喉疳名，光滑圆硬喉瘤生，

喉岩蕈状溃臭液，靴钉疮形为喉疔。

【注释】

咽喉部出现大小不等的黄白色点状溃疡，时有头痛、寒热等全身症状，为喉疳，为胃热所致；若咽喉部一侧或双侧出现圆形肉体，表面光滑，质地坚硬，触之即痛，为喉瘤，为肝气郁结、气血痰涎滞于喉部所致；若咽喉部起有肿块，形如蕈状，略高而厚，质地坚硬，溃烂后流臭液，为喉岩，为郁怒伤肝、思虑伤脾，或脾肾素虚加之烟酒过度所致；若喉关两旁生疮，根深，疮形如靴钉，为喉疔，为邪热内侵肺胃、火毒上结于喉所致。

（九）望痰辨证

稠黄胶结热痰疾，稀白成块液清寒，
稀薄泡沫风痰状，痰多稀白湿痰连，
咳痰少白米粒状，或带血丝燥痰详，
暴热伤肺痰带血，痰肿挟脓肺痈伤。

【注释】

痰黄色稠浊或带赤，胶结而坚，咳之难出是谓热痰，又名火痰，多兼烦躁、咽喉肿痛、癫狂、怔忡；若痰色白而清稀成液，或色青成块，为寒痰又名冷痰，多兼形寒肢冷、肢节冷痹或足膝痿软、骨痛等；若痰色青而稀薄多泡沫，为风痰，多兼眩晕头风、胸胁满闷、便溺秘涩，为外感风寒或感风热；若痰量多而稀白为湿痰，为脾虚不能运化水湿、津液输布失常、水湿停聚所致，多兼胸闷、恶心、喘咳；若痰少稠黏色白，咳出如米粒状或带血丝，为燥痰，又名气痰，为肺热燥伤所致，多兼面白色枯、皮毛干焦、口干咽燥、咳嗽喘促等；若痰中带血，为暴热伤肺；痰中夹脓，为肺痈。

黄痰主热火燥病，白痰主寒湿饮证，
痰多属实量少虚，黑痰烟熏无病形。

【注释】

痰色发白，多为寒证，主湿主饮，白痰状稀；痰色发黄，多为热证，主火主燥；痰多，多属实证；痰少，多属虚证；痰黑，多为烟熏，主无病之候。

（十）望血辨证

血水色淡虚弱症，血黏鲜红实热情，
血丝血痰伤肺络，血食血块胃与肝，
血色紫黑为瘀血，有无光泽热与寒。

【注释】

吐物色淡赤而稀的是血水，多为虚弱；鲜红浓赤是纯血，多为邪热火盛之实证；若是血丝或血中带痰为肺血，为热盛；若血中带有食物为胃血，为胃中疾患所致；若吐血鲜红成块为肝血，为暴怒或过劳。血色紫黑者，多为瘀血所致；血色紫黑无光泽者为热证，有光泽者为寒证。

鼻血内热或击撞，小便尿血热结膀，
大便下血赤痢痔，耳流血水击内疮，
大衄殴打口鼻血，口吐鲜血劳肺伤，
撞刺睑青内流血，刀刺生疮望细详。

【注释】

鼻内流血，原因内脏蓄热或被撞击；小便尿血，多因热结膀胱；大便下血，为血分受邪，赤痢或痔疮；耳内流血水，多因耳部受重击或耳内生疮；口鼻流血，多因殴打过重或大衄，大衄者口鼻同时流血，甚至七窍及二阴俱出血，因血热妄行，也有因气虚不摄所致；若口吐鲜血，为过度劳累或用力过猛咳伤肺络所致；眼皮发青、眼睛紧闭而流血，为撞刺珠损；若体表的某个部位出血，要细察分清是刀伤或疮。

（十一）妇人月经辨证

经血色正为鲜红，紫黑热证常相逢，

黄如米泔脾湿重，淡白多因血虚冲，

血块夹杂辨寒热，晦暗寒凝热则红。

【注释】

一般地，月经颜色鲜红无块，既不浓又不稀，为正常。如果经血颜色紫黑为热象；若黄如米泔色（即淘米之水），为脾湿；若颜色浅淡而白，为血虚之象。若行经时有血块夹杂而下，应分寒热：如果血块晦暗而紫黑，为寒凝；如果血块鲜明而紫黑，为热结。

（十二）望鼻

1. 鼻头望色辨证

鼻头色青腹中痛，鼻头色黄小便难，
阳毒热深烟煤色，鼻头鲜明留饮生，
色白肺病或亡血，红赤风热肺脾经，
色黑为劳有水气，阴寒内甚头黑冷，
鼻尖青黄人必淋，色见枯槁夭亡生。

【注释】

鼻头见青色，多为腹中痛，若青色而冷其病必凶；鼻尖发黄，多见小便困难之证；若鼻如烟煤之色为阳毒热深；若鼻头色之鲜明，为有留饮；若鼻头色白，主肺病或亡血之证；若见红赤色多为风热，肺、脾二经有热；若色黑为劳病，微黑为有水气；色黑而鼻冷，为阴寒内甚；若鼻尖青黄，其人必有淋病；若见鼻色枯槁而冷极为凶危之候。

2. 鼻形辨证

鼻翼扇动肺热症，鼻痔孔内赘肉生，
鼻肿凹凸称鼻赘，紫红血丝酒渣名，
溃烂臭秽名鼻疽，塌陷正衰梅麻风，
出血不止为鼻衄，若有疖生鼻疖称。

【注释】

鼻翼扇动，多见于肺热壅盛之喘症；鼻孔内赘生表面光滑、柔软的组织团块，称鼻痔（鼻息肉），多为肺经风、湿、热诸邪郁滞而生；鼻子紫红肿大，兼有瘤状物赘生，凹凸不平者，称鼻赘；鼻头紫红有血丝、或兼有丘疹、或兼有脓疱，称酒渣鼻，皆为肺胃热盛，上蒸鼻窍，或湿热瘀滞鼻窍所致。若鼻头塌陷，多为正气衰败的麻风、梅毒所致。若鼻孔赤痒，溃破生疮，为鼻疳，多发于小儿，因乳食不调、上焦有积热或风热外邪侵肺所致。若见鼻孔出血不止，为鼻衄，原因很多，但多见热证。若鼻内或鼻外出现小疖肿，为鼻疖，为肺经壅热所致。

3. 鼻液辨证

鼻流清涕外风寒，浊涕多为风热感，

久流浊涕气腥臭，其症得名谓鼻渊。

【注释】

鼻流清涕，多为外感风寒；若流浊涕为外感风热；若长期流浊涕并有腥臭之味，为鼻渊。

（十三）望耳

1. 耳色辨证

黄赤因热或因风，青白虚寒青黑痛，
黑色焦干肾水亏，甲错久病血瘀凝。

【注释】

耳部黄赤色为郁热、风邪所致；青白色为虚寒证；青黑为痛证；黑色为肾水亏，焦干为肾水亏极；甲错为久病瘀血凝滞，若见枯燥无光为危候。

2. 耳形辨证

脓耳耳内疮疡生，脓水黑臭耳痔名，
耳肿邪实虚耳瘦，耳痔肉揪耳外形。

【注释】

耳道流脓水者，称脓耳，多因三焦火盛上扰耳窍，耳道生疮所致；若脓水黑臭者，为耳痔，多由湿热内蕴、肝火上扰所致；耳肿者，多为少阳胆经邪气壅盛所致，或冻伤、或过敏，皆属实证；耳消瘦者，多为肾精亏虚、血津不足所致，耳道内长出良性肿物，称耳痔，多由肝、肾、胃三经积火上扰所致。

（十四）望腹辨证

腹大因气皮厚苍，因水皮绷薄苍黄，
因血青筋皆暴露，三证病重须察详。

【注释】

因气而腹大，必皮厚而色苍，胸腹满四肢消瘦，为气臌；因水而腹大，必肉皮绷紧急而薄，皮色苍黄，手足极瘦，为水臌；因血而腹大，必青筋暴露，色如熟李或兼手足有红丝赤缕（皮肤浅表血管扩张呈红丝状），为血臌，三证皆为病重危候。

水肿阳水肤赤黄，阴水皮色白而亮，
水肿恶候脐外凸，肠胃干瘪脐凹详。

【注释】

水肿分阳水、阴水两种。每从上肿而渐下，皮肤黄赤为阳水；每从下肿而渐上，皮色白亮，更兼咳喘不能平卧，为阴水。若见脐凸为水肿恶候，小儿脐凸为脐疝。脐凹为肠胃干瘪，主久病难治。

妊娠女子腹膨起，颈动脉甚面色滞。
石瘕腹硬无胎音，寒客胞宫气血瘀。
儿童腹瘪皱褶起，津伤液脱吐泻系。

【注释】

育龄妇女腹部逐渐膨起，颈动脉跳动加强，面色滞而少华，为妊娠之表现；月经不来、思呕作酸、倦怠乏力、嗜睡为妊娠之征兆。石瘕病（子宫肌瘤）腹部膨大质硬而无胎心音，多为寒客胞宫，气滞血瘀所致。儿童腹部瘪塌起皱褶，弹性欠佳，眼窝凹陷，多为吐泻所致的津伤液脱之证（脱水）。

（十五）望背辨证

龟背风脊坐非常，督脉空虚亏元阳，

背平水肿肾气败，反张多因风邪伤。

【注释】

龟背多因风邪客于脊背、入于骨髓或元阳亏损、督脉空虚所致，或由于久坐姿势不正常，以致脊柱弯曲变形而成龟背；若后背平坦则为水肿末期肾气已败；若背弓反张，多因风邪所伤或由高热灼脑，病在督脉所致，多见于痉病、破伤风、脐风、脑病等。

（十六）望胸辨证

胸廓向前畸形突，鸡胸先天是不足，
后天失养脾肾亏，多患肺胀难呼吸。

【注释】

胸廓向前畸形突出，犹如鸡胸，多因先天禀赋不足，后天调养失宜，脾肾亏损，胸骨柔弱而成。此易患肺胀、呼吸困难等。

肺痨易见扁平胸，肺痿畸形见胸凹，
桶状凸胸多肺胀，上焦诸脏易多伤。

【注释】

胸廓扁平者多见于肺痨。胸部凹陷畸形者多患肺痿。胸廓凸起畸形或胸如桶状，多患肺胀。以上胸型，多易损伤心、肺、肝诸脏。

（十七）望指甲

1. 望指辨证

手指变形风湿病，弯曲骨软体虚征，

蠕动虚风搐搦惊，产后筋挛鸡爪名。

【注释】

手指变形，多为风湿之疾；若弯曲为后天失养，骨软体虚；若手指蠕动者为虚为风；若搐搦者为惊风之候；产后筋挛为内虚生风或外受风湿所致，俗名鸡爪风。

2. 望甲辨证

白凹血虚红血充，青主痛证慢脾风，

甲刚胆盛甲柔怯，凸甲定为甲癣名。

【注释】

甲白和甲凹为血虚之征，红为血充之象；若甲色现青为痛证或慢脾风；甲之刚者为胆液充盛；甲之柔者为胆怯；甲凸者为甲癣。

3. 按甲辨吉凶

按甲得白放之红，人虽有病皆为轻，

按之得白不复红，不分新久病亦凶。

【注释】

常人之甲按之即白，放之即红。若患者如此，病皆属轻。若按之得白，放之不恢复原来之红色，不分新病久病都属凶候，已是很危险了。

（十八）望手足

抽掣痉病或惊风，屈伸不利肢节疼，

腿红肿痛丹湿热，足软非行定痿名。

【注释】

手足抽掣（筋脉相引）多为痉病与惊风。动转不灵，屈伸不利，多为肢节疼痛的痹病或历节风。腿红肿而疼痛，多为丹毒或湿热下注。足软弱不能行走者，为痿病。

拘急寒凝虚损病，热炽躁扰动不宁，

虚证躁扰病非轻，手足废动瘫痪名。

【注释】

四肢拘挛难以屈伸，多因风邪寒凝所致。血虚、虚损病亦可见此症。手足扰动不宁，有虚实之分，实证为内热炽盛，心中烦躁不宁，多伴有身热口渴、腹胀痛、大便秘结等症；虚证为病情危重，元气将脱，神不自主，多伴有神倦昏沉、肢冷等虚寒症状。若见手足四肢不能活动者为瘫痪。

独膝肿大鹤膝风，大骨节见地方病，

杵状指源慢心肺，内外足翻骨筋生。

【注释】

临床上，唯有膝部肿大，上下枯细者，称鹤膝风，多为足三阴经经气虚弱，风寒湿邪乘虚而入所致。大骨节，多为地方性疾病。若指尖如鼓槌状者，多为心肺慢性疾病。足内翻、足外翻，多为小儿发育性的筋骨足部畸形所致。

（十九）望小便

1. 小便外形辨证

阴茎大小自先天，阴囊睾丸肿称疝。

男女小便外阴肿，湿热下注皆因肝。

【注释】

在正常的情况下阴茎大小由先天决定，阴囊睾丸肿大者称疝气。男女小便外阴红肿者，皆因肝经湿热下注所致。

2. 尿液辨证

淡黄透明为无病，病人肾经虚热轻，

红黄肝经实热证，红为血热白寒情，

酱色肾病有水气，深黄脾心肝火征。

【注释】

正常人的小便为淡黄透明的液体。若病人小便色淡黄，多为热轻或肾经虚热。尿色红黄为肝经实热证；尿色红如苏木为血热；尿色白为寒证；尿色呈酱色为肾病，若伴有水肿为水气病；若见尿色深黄，为脾、心、肝三经火盛或黄疸。

澄清为寒长气虚，涩赤浑浊为热极，

便如粟状人必淋，有脂似麸消渴斟，

带血尿血热结膀，黄而浑浊湿热审。

【注释】

小便澄清为寒证；小便清长过多为气虚；短涩而赤、尿色浑浊皆为内热之证；小便如粟状，多为淋证；若便中有脂似麸片而甘者，并尿多，为消渴病；若小便有血或尿血，为热在下焦、结于膀胱所致；若黄而浑浊不清，为湿热下注。

黄赤浑浊频热淋，中断夹沙石淋斟，

尿血紫红丝条血，浊泔或脂膏淋审。

【注释】

凡尿频、尿急、排尿障碍或涩痛、淋漓不断的病症，统称淋证。若尿色黄赤浑浊的，为热淋，其伴有小便频数、灼热刺痛、淋漓不畅、小腹拘急或发热口苦，或大便秘结，为下焦热结所致；尿色黄赤浑浊中夹石或排尿忽然中断的为石淋，其伴有尿道刺痛、脐腹拘急或腰腹绞痛、尿中带血，为湿热蕴结下焦所致；若尿血紫红或如丝如条的为血淋，其伴有尿道热涩刺痛，为下焦湿热蕴结、迫血妄行所致；若尿色浑浊如米泔或脂膏之物的为膏淋，伴有尿道热涩而痛，为湿热下注蕴结膀胱，以致气化不行，不能约束脂液，或因肾虚不能蒸化和制约脂液所致。

（二十）望大便

1. 粪色辨证

淡黄虚热深黄实，白胆黑胃绿饮食，

赤白脓血是痢疾，便中带血定漏痔。

【注释】

正常的大便通常呈黄色，便淡黄者为虚热，深黄者实热；大便呈灰白色者，多为肝失疏泄，胆道梗阻；大便呈黑色者，多为远血之胃络损伤之胃出血，或饮食血肠类食物所致；大便呈绿色者，多见于婴幼儿之惊吓所致；大便赤白脓血者，多为湿热痢疾；大便带血或滴血者，多为近血之肠络损伤的痔瘘、肛裂。

2. 形态辨证

黏稠湿热干燥火，羊矢津亏大便难，

先球后稀脾约证，鸭溏清冷脾虚寒，

便细便扁便变形，直肠肿物当查看。

带血鲜紫热伤阴，稀淡脾虚痔漏参，

带脓赤白痢疾病，便食脾胃虚盛寒。

【注释】

大便黏稠者，多为胃肠湿热；大便干燥者，多为胃肠火盛。大便若羊矢成球者，多为胃肠火盛津亏所致，或肿瘤患者晚期津枯液干所致；若大便先干后溏者，多为胃强脾弱（脾约）所致；若便溏清稀者，多为脾胃虚寒所致；若大便变细或变形者，多为直肠肿物所致。若大便带血其色鲜紫的，为热伤阴络，稀淡者为脾虚，痔瘘病大便也往往带血；赤白夹杂，为赤白痢；若粪便中有未消化的食物，为脾胃虚弱不和，里寒盛或中阳不足所致。

（二十一）望皮肤

1. 肤色辨证

红润微黄为无病，若见色黄疸病名，
黄而晦暗属寒湿，黄而鲜明湿热征，
萎黄为虚红热病，白为气血不足形，
沉寒痼冷色必黑，色浅渐退深病增。

【注释】

正常人的皮肤红润微黄而有光泽。若见身黄目黄为黄疸；黄而无泽微现黑色，为寒湿证；若黄而鲜明有泽为湿热之候；若枯萎而黄，为虚证。皮肤燥红为热病，色白为气血不足；若色黑为沉寒痼冷或水气病；一般来说，色渐退浅为病渐退，色渐增深为病渐增重。

2. 形态辨证

气血亏枯润为足，皮聚毛落肺损属，
粗糙树皮内肺痿，腹内急痛痈脓毒，
皮屑多见痘疹后，瘢痕外伤疮疡出。

【注释】

皮肤枯槁，为气血不足、太阴气衰之候；皮肤红润，为气血充足、太阴气盛之象；若皮聚毛落，皆为肺绝或肺损的现象；若皮肤抚之如树皮，粗糙刺手为肺痿；若兼腹中急疼为内生痈毒已化脓之象；若皮肤脱落鳞屑，多为痘疹愈后；若皮肤有瘢痕，为外伤或疮疡愈后之痕迹。

（1）肿胀

肤肿水毒血气壅，肤胀气结蓄水证，
热毒结肤片红肿，血瘀外伤紫红青，
皮厚色苍多属气，皮薄色亮水肿形，
因气从上而渐下，因水从下渐上升，
因肺初面多风水，下身或肢脾湿征，
皆身风湿或脾肾，孕妇若见子肿名，
自膝至足为子气，但脚肿者脆皱称，
除孕以腰分上下，上汗下利用法中。

【注释】

① 肿胀之病，皆因气、血、水、热毒或风或湿为病。若皮肤红肿成块或成片，高肿或有尖，为热毒结聚皮肤所致；若局部发肿或红或青或紫，为外伤瘀血所致。皮厚色苍多属气，皮薄色亮的多属水。因气而胀速，多从上肿而渐下；因水而胀缓，多从下肿而渐上。

② 若见头面浮肿，甚则胸部浮肿（头面红肿严重为大头瘟），为风水或虚肿之称，因风邪犯肺、肺气不宣、不能通调水道、水湿遂潴留胸颈以上所致；若见下身（腰脐至足）或四肢浮肿，为湿水或皮水之称，为脾虚湿盛、水溢皮肤所致；若头面四肢全身皆肿，为风湿肿或阴水肿；风湿肿为内停湿饮、外感风邪、风湿相搏、水道不利、外攻肌肤所致，阴水肿为脾肾虚弱、不能运化水湿与化气主水所致。

③ 孕妇若见头面四肢肿，为子肿；兼喘者为子满；自膝

至足为子气；单纯两脚肿并皮肤粗厚为皱脚，皮肤光薄为脆脚，总之孕妇患水气病，皆因水气湿邪浸伤脾、肺二经所致。

④ 治疗肿胀之症，除孕妇外，一般腰以上肿者，当发其汗；腰以下肿者，当利其小便；上下皆肿则汗利兼施。

（2）痈

红肿热痛高且清，痈形圆润界分明，
未溃无头圆且滑，溃破一处浅而宏，
多在肤肉之间起，易消易溃易收功。

【注释】

疮疡局部皮肤红、肿、热、痛而高起，周围边缘清楚，界限分明，在破溃之前圆滑无头，溃破时多在一处破溃，疮面浅而较大，此为痈。痈具有初期容易消散，成脓后容易溃破，溃破后容易收敛的特点。此毒为气血受邪毒而壅塞不通所致。

（3）疽

不红平塌而漫肿，无头疽毒似蜂窝，
根深肌肉筋骨起，难消难溃难收合。

【注释】

在肌肉或筋骨之间，疮疡漫肿无隆起，皮不变色，溃前无脓头或多头如蜂窝（如脑疽），疮毒根深者为疽。疽未成脓难消散，已成脓而难溃，溃破后难收口。多头疽易向周围扩展腐烂。疽毒为感受外邪，邪气郁于肌肉筋骨之间，气血凝滞而成。或因情志内伤、气血失调或因恣食炙煿肥腻、痰凝湿滞等因素所致。

（4）疔

形小深硬白头脓，周围焮肿灼热痛，

生于头面与四肢，疮顶黑陷无脓凶。

【注释】

此疾生在头面四肢，如粟粒状。生在头面的多有白色脓头，生在手足的多见红肿，没有明显的疮头。此疮毒形虽小而根深坚硬，周围焮肿灼热，疼痛剧烈，此为疔毒，为火热之毒蓄结所致。若见红丝上窜，为红丝疔，多因疔毒走黄或疔毒本身感染所致。若疮顶黑陷无脓，肿势散漫，为疔疮走黄，因热毒炽盛，或早期失治，或挤压碰伤，或过早切开，邪毒扩散所致。

（5）疖

红肿根浅其形圆，肿势局限并不坚，

是谓疖毒夏秋生，易消易溃脓出痊。

【注释】

在皮肤上有根浅、形圆、肿势局限，直径在一寸左右，并不坚硬的小结节，局部红、肿、热、痛，称为疖，多发生在夏秋季节，易消、易溃，数天后化脓，排出脓头而愈。此毒症轻而易治，多因内蕴热毒或感受暑热之邪而发。

（6）发

漫肿成片突然红，溃烂多头界不清。

灼热疼痛发皮松，溃破顺逆难收容，

古曰痈大名为发，有头疽发意相同。

【注释】

① 在皮肤疏松部位突然发红，漫肿成片，灼热疼痛，且红肿以中心处最为明显，四周颜色较淡，边缘不清，溃破后头多似蜂窠，有脓液附着的称“发”（蜂窝织炎）。容易溃破成

脓的为顺证，不容易溃破成脓的为逆证。无论是顺证还是逆证，溃破后都难以收口。

② 古人云“痈之大者曰发”，但其形状特征与名称阐述与有头疽相同。所以说“发”的含义有二：一是大痈，二是有头疽。这里讨论的是有头疽，有头疽好发于项部（对口疽）和背部（搭手）。

（7）丹

皮肤突然一片红，色如涂丹丹毒名，
焮热肿胀边界清，部位不一名不同，
抱头火丹头面起，赤游火丹小儿生，
缠腰火丹火燎痛，丹上水疱成簇形，
瘀点瘀斑为紫癜，丹上一点定蚊虫，
压之褪色不褪色，临床辨证需分清。

【注释】

在皮肤上突然发红一片的称为“丹”。稍高出皮肤表面，颜色焮红似涂丹者则为丹毒。丹毒表皮焮热、肿胀且边界清楚，因发生的部位不同其命名也各不相同。如发生在头面的称抱头火丹；发生在下肢的称流火；发生在小儿身体上的称赤游火丹，赤游火丹以臀部多见；若在红斑上出现成簇样水疱且伴火烧火燎的疼痛称蛇串疮，由于多缠腰而发，故又称缠腰火丹；若在红斑上出现针尖大小的痕迹或水疱、丘疹者称丘疹性荨麻疹，为昆虫叮咬诱发；若在下肢出现瘀点、瘀斑的称紫癜，《外科正宗· 卷四》称之“葡萄疫”，因色似葡萄而命名。丹毒压之褪色；缠腰火丹、紫癜、丘疹性荨麻疹压之不褪色。

（8）癣

瘙痒白屑干癣名，瘙痒黏汁湿癣称，
形厚且坚牛皮癣，风癣久顽不痒痛，
红白斑连松皮癣，无廓纵横刀癣形，
凡癣不出此六种，诊癣望形思癣名，
癣上瘙痒现白屑，皆因风热与湿虫。

【注释】

① 在皮肤上望见片块状上面有白屑的称癣。一般瘙痒，干裂出血者为干癣；剧烈瘙痒，局部湿润出汁的为湿癣；不痒不痛，年久不愈的称风癣或顽癣；皮肤肥厚而且坚硬，状如牛颈之皮的为牛皮癣（银屑病），多发于颈项部；状如老松树皮，红白斑点相连的为松皮癣；轮廓全无，纵横不定的为刀癣。凡是癣病不出此六种，只有癣名不同，如生在头上的称头癣；生在四肢躯干上的称体癣；生在面上的称风癣；若初如蓓蕾渐成细疮，时作时痒，发于春月，称吹花癣或桃花癣；又如在湿癣中，形圆、状如钱币者称圆癣等。

② 凡癣病，多成块状，表面有白屑出现。其原因多为风热湿邪侵袭阻滞皮肤，或湿虫侵蚀皮肤所致。

（9）疥

手丫瘙痒粟形生，重绕周身痒疥名，
瘙痒皮枯白屑干，肿破黄黑水湿形，
砂细焮赤抓之水，痒彻骨挠非痛虫，
豆形含脓脓窠疥，疥缘蕴毒风湿生。

【注释】

若见指缝内粟形小点群生，甚则传遍肢体，刺痒难忍的为疥疮。若瘙痒皮无润泽而枯，并上现白屑的为干疥，为肺燥盛所致；若臖肿作痛，破津黄水，甚流黑汁的为湿疥，为脾湿盛；若瘙痒彻骨，挠不知疼为虫疥，为肝风盛；若形如细砂，焮赤痒痛，抓之有水的为砂疥，为心血凝滞；若形如豆粒、瘙痒明显、脓液清稀淡白为脓窠疥，为肾湿热所致，脾湿盛也可生脓窠疥，但顶部含稠脓。诸疥皆由各经蕴毒，日久生火，兼受风湿或病人传染所致。

（10）疣

皮肤表浅赘生物，皮损为疣可分五。
寻常疣多儿童发，大如黄豆小如粟。
状如花蕊色灰白，艾灸鸦胆可消除。
扁平疣多青年发，丘疹光滑不尖突。
传染软疣儿童多，半球丘疹光泽足。
挤出白色乳酪物，自然消失瘢痕无。
丝状疣为妇女多，颈项眼睑细软突。
淡红褐色无症状，反复出现自脱如。
掌趾疣呈角化疹，挖除电灼亦可除。
除此阴部有湿疣，刺状蕈状找缘由。

【注释】

发生于皮肤浅表的良性赘生物则为疣，可分为五种类型：a. 寻常疣，又称疣目，以儿童多发，其形可大如黄豆、小如粟粒；其状如花蕊，突出表面，呈灰白色，其中顶部状如花蕊者称刺瘊，临床常用艾灸和鸦胆子来治疗；b. 扁平疣，即为扁瘊，多发于青年男女，为表面光滑的扁平丘疹；c. 传染性软疣，又叫鼠乳，多见于儿童，其皮损为半球形丘疹，表面有蜡样光泽，挑开顶端，可挤出白色乳酪样物质，具有轻度的传染性，可自然消失，愈后不留瘢痕； d. 丝状疣，易发人群多为中年妇女，多发于颈项或眼睑部位，皮损呈单个细软的丝状突起，色泽淡红或褐色，一般无自觉症状，可反复出现，且能自行脱落； e. 掌趾疣，又称跖疣，为角化性丘疹，发生在手掌、足底或指（趾）间；用挖除或电灼的方法都可治疗该病。除此之外，还有一种生长在阴部的尖锐湿疣，形状多种多样，有的呈棘刺状，有的呈乳头状，有的呈鸡冠状，还有的呈蕈状，属性传播疾病。

（11）岩

岩病初期结核形，坚硬如石并不疼，
皮色不变不溃破，溃后流水不流脓。

【注释】

岩病初起状如结核，推之不移，皮色不变，坚硬如石而无疼痛之感，多不溃破，即便久而溃烂，也只流腥臭血水而无脓液，疼痛彻心，患处多呈翻花状（体表的恶性肿瘤）。本类病症多以部位命名，如乳岩、舌岩、肾岩（阴茎癌）等。甲状腺癌、淋巴癌、骨癌等皆属此类。

（12）瘿

瘿病喉结两旁肿，气血筋肉石不同。
气瘿柔软按似囊，血瘿赤脉交络藤。
筋瘿筋脉呈露状，肉瘿肿物随喉行。
石瘿凹凸坚不动，症见如此病不轻。
若是肿物胀热痛，气血凝滞成瘿痈。

【注释】

颈前喉结两侧肿起的病变称“瘿”(现代医学的甲状腺疾病)。根据肿起症状表现不同，宋代陈无择在《三因极一病证方论·瘿瘤证治》中将其分为气瘿、血瘿、筋瘿、肉瘿、石瘿五种。颈前结喉部漫肿，按之柔软似囊，且随情志喜怒而消长者称气瘿；表皮脉络显现似红色藤枝者称血瘿；表皮脉络似青筋团聚显露者称筋瘿；喉结旁肿物按之圆滑，皮色不变，可随吞咽上下活动者称肉瘿；若肿物坚硬似石，推之不移，凹凸不平者称石瘿，多为癌症病变。若是结块肿胀、灼热、疼痛，则为气血凝滞的瘿痈(现代医学的甲状腺炎)。

(13)瘤

瘤生皮肉筋骨间，肿物凸起有边缘，
圆滑可动为良性，坚硬不移病可惨，
脂瘤内存臭粉浆，小的如豆大如柑，
血瘤鲜红或紫暗，不痛不痒似海绵，
肉瘤扁平皮不变，质地柔软硬似馒，
筋瘤质软皮紫蓝，青筋累累盘成团。

【注释】

① 瘤是生于皮、肉、筋、骨间的一种病理性肿物。边缘清楚、活动度良好、质地不坚、多呈圆形或椭圆形的为良性肿瘤，反之则为恶性肿瘤，即岩病。

② 脂瘤(皮脂腺囊肿)多见于成年人，好发于皮脂腺丰富的头、面、耳后、项背、臀部等处，肿块位于皮肤表层内，质地坚实，小的如豆粒，大的如柑橘，在肿物中央有一针头大小的开口，挤之有白色豆腐渣样分泌物溢出，有臭味；血瘤

（皮肤血管瘤）生于血管之上，皮色鲜红或紫暗，边缘清楚，范围局限，不痛不痒，触之柔软似海绵；肉瘤（脂肪瘤）肿块扁平，皮色不变，质地柔软似馒头，好发于颈、肩、背、大腿和臀部；筋瘤（静脉曲张）质地柔软，皮色紫蓝，青筋累累，盘曲成团。气瘤与骨瘤大部分只有触诊方能诊断，不在此讨论的范畴。

（14）流注

流注漫肿随处生，单发多发久成脓，
邪凝原因气血弱，脓熟外透一点红。

【注释】

流注（现代医学的脓血症）是因正气不足，邪毒流窜血络，阻隔经络，气血凝滞而成。初期漫肿疼痛无头，皮色不变，四肢、躯干等肌肉丰富的部位深处皆可发生。可单发亦可多发。肿块凝结日久，微热渐痛，久而成脓，将溃破脓熟时，顶端外透一点红为其征兆，溃后脓尽可愈。本类病名称甚多，多以病因命名，或以部位命名，或以症状命名，如瘀血流注、髂窝流注、缩脚流注等。

（15）痔瘘

孔窍息肉突出痔，部位而异名不同，
疮口深陷成窦道，脓水淋漓是瘘名。

【注释】

凡孔窍中有息肉突出的称为痔，根据其生长部位不同名称也不尽相同，如生长在鼻腔内的息肉称鼻痔；生长在耳道内的息肉称耳痔等。由于痔的发病部位以肛门部最为多见，故在某种程度上已成为肛门病变的专用名词，即痔疮。疮口深陷形成窦道并不断有脓水流出的称为瘘，如乳痈溃破形成瘘后称乳漏；鼠疮（淋巴结核）溃破形成瘘后称鼠瘘；痔疮溃破形成窦道后称痔瘘。

（16）瘰疬

累累贯珠瘰疬名，耳后颈部颌下生，
初期移动无疼痛，溃后败絮清水脓。

【注释】

① 瘰疬（颈淋巴结结核）是一种发生于颈部的慢性化脓性疾病。因其累累如贯珠状而称瘰疬，病情进展缓慢。初期如豆，推之可移，皮色不变，无疼痛，逐渐增大窜生，相互融合成串；后期要溃时皮色转为暗红，溃后脓水清稀，夹有败絮状物质，经久难以收口，形成窦道，愈合后形成凹陷性瘢痕。

② 该病多见于儿童与青年。若下颌淋巴结突然漫肿而红，灼热疼痛、边缘不清、推之不移为急性淋巴结炎。若锁骨上窝淋巴结肿大或颈部淋巴结坚硬不移，皆预示着恶性病变的发生。胸胁部淋巴结肿大时，多见于恶性病变的转移。

（17）痄腮

痄腮发颐耳下肿，红肿热痛缘不清，
张口受限难进食，脑炎睾肿并发症。

【注释】

痄腮，又称发颐（流行性腮腺炎），是由温邪热毒侵犯少阳经脉、循经上攻腮颊所致，临床以耳下漫肿、边缘不清、焮红灼热、疼痛剧烈、张口受限、进食困难为特征。本病为急性呼吸道传染病，常见并发症有脑炎、睾丸肿大（睾丸炎），应引起注意。

（18）**粉刺**

疹丘尖刺颜面生，可挤白脂留疤形。

有的似疖似小痈，重则连及肩背胸。

【注释】

粉刺，即痤疮，是发生于颜面、胸、背等处的一种尖刺性丘疹，多由腠理郁热、灼伤肌肤所致，人在青春期易患此病。其色红，丘疹上可有白头或黑头粉刺，用力挤压可有白色或黄色的脂栓溢出，容易留下瘢痕。其形状亦可似疖、似小痈；严重者，可形成聚合性痤疮，肩背胸部皆可出现，且不易治愈。

（19）**白疕**

白疕现称银屑病，肤燥脱屑基底红，

四肢头皮与发际，骶指龟头寻常型，

脓疱型生掌与足，关节型伴关节疼，

红皮病型多浸润，病程缓慢反复生。

【注释】

① 白疕是一种皮损状如松皮、形如疹疥、搔起白皮的红斑鳞屑性皮肤病，相当于西医的银屑病。其临床以皮损处的肌肤失去润泽，且覆盖有多层的银白色鳞屑，抓去鳞屑可见点状出血，病程长，易复发为特征。病变可发生在全身各处，但以四肢的伸侧、头皮与发际处多发。

② 白疕可分为四型：寻常型多发生于尾骶部、指（趾）甲与以及龟头处；脓疱型皮损局限于刺激部位，以发于掌趾部位者居多；关节型除具有典型的皮损外，同时伴有明显的关节症

状及疼痛；红皮病型多由外用强烈刺激性药物引起，皮损处可肿胀浸润，大量脱屑，仅有少数片状皮肤正常。该病的病程缓慢且易反复发生。

（20）麻疹

麻疹麻粒色桃红，高出皮肤界限明，
始出颜面渐身肢，外感时邪肺热生，
热轻出透色红润，渐消热退是顺证，
状热难出疹突回，色淡晦暗皆属凶。

【注释】

① 麻疹是感受时邪（麻疹病毒）引起的一种急性出疹性传染病。疹出时周身皮肤按序布发麻粒样大小的红色斑丘疹。皮疹高出皮肤，且疹与疹之间的皮肤颜色正常，界限清楚。皮疹先见于耳后、发际，渐次延及头面、颈部，而后急速蔓延至胸、背、腹部、四肢，最后在手心、足心及鼻准部见疹点。

② 麻疹因外感时邪疠毒或肺部郁热而生，初热期体温渐升，麻毒随汗而透，其色泽红润，皮疹分布均匀，而体热随皮疹的逐渐消退而降低者是麻疹顺证。如麻疹疾病中，壮热持续不退，疹出不透或疹出既没，皮疹颜色淡白或晦暗者都属麻疹逆证。

（21）敏疹

药疹药后肤改变，皮疹密集全身现，
或疱或斑或风团，肿胀渗出与糜烂，
脱皮焮红潮紫红，灼热瘙痒为特征，
接触过敏多局限，暴露部位日光炎，
过敏必问过敏史，望诊问诊必相参。

【注释】

① 敏疹即过敏性皮疹、药疹，又叫药毒，是患者在使用某些药物后出现的一种皮肤受损性疾病。本病既可在服药后极短时间内出现，亦可在经过一段时间后出现。其皮损的形态多种多样，有的像针尖、像米粒，稠密而遍及全身；有的为水疱、斑片、风团；有的药疹处肿胀，可见渗出物，甚则可出现溃烂等。其药疹颜色多呈焮红、潮红或紫红；灼热瘙痒或皮屑脱落为其临床特征。

② 接触性过敏的皮疹只局限于接触部位。若暴露部位皆焮红灼热而痒痛或起水疱，与没有暴露的皮肤界限分明，此为日晒疮（日光性皮炎）。此类病症患者在就诊时，一定要辨清其皮疹类别及询问清楚使用的何种药物和接触的何种物质等过敏史，望诊与问诊合参，以便做出正确诊断。

（22）粒形疮

肤粟色红粟瘙痒，瘙痒脂水血风疮，

成片痒痛流黄水，臀腿间粟坐板疮。

【注释】

遍身疮如粟粒，色红，搔之愈痒，谓粟疮；若见瘙痒无度，抓破流脂水，浸淫成片的为血风疮；若初起如粟米大小而痒痛，破流黄水，浸淫成片，随处可生，为黄水疮；若生于臀腿之间，色红作痒，为坐板疮或风疳。

（23）风疹、瘾疹

风疹稀疏细小形，淡红身痒症状轻，

瘾疹剧痒起风团，片状隆起红白淡，

融合成环地图状，成批发生时隐现。

【注释】

风疹稀疏地散布于全身，其形为淡红色、极细小的斑疹或斑丘疹，可有轻微的瘙痒症状。瘾疹（荨麻疹）又称风疹块，乃是体表骤起瘙痒性风团，其痒剧烈。风团初起呈片状隆起于肤表，其色可红可白，或为正常肤色；其形态不一，逐渐蔓延，可相互融合成环形或地图状，境界清楚；风团一般迅速消退，不留任何痕迹，以后又不断成批出现，时隐时现。

（24）天花、水痘

天花同出痘粒形，根红顶陷着汁脓，
水痘含水亮无脐，续出而现根无红。

【注释】

天花又称痘疮，一般是大小相等，同时出现，痘粒顶上有凹陷（脐），周围有红晕，根脚充溢着脓汁，愈后留下瘢痕，俗称麻子，一般较危重。水痘大小不齐，陆续出现，痘顶无凹陷，根脚内所含水液表皮发亮，周围无红晕，愈后少有瘢痕，一般无危险性。

（二十二）望小儿指纹三关

望小儿指纹三关，是儿科临床通过观察小儿食指指腹的浮络来了解疾病的一种方法，亦是儿科中的特色中医诊法。此法适用于 3 岁以下的婴幼儿，因婴幼儿皮肤薄嫩，络脉易于显露。

该诊法通常将小儿食指指腹的浮络称指纹；将第一节指腹称风关，第二节称气关，第三节称命关。其内容分为两部分，一是纹色三关辨证，即看指纹的浮沉、淡滞、络脉所达之关位和青、紫、红、赤、黄、白、黑等色；二是指纹形色辨证。

观察小儿指纹，首先要将小儿抱于自然光线明亮之处，医生用左手食指、拇指固定患儿食指，用右手拇指指腹自命关向风关轻轻地推几次，以便指纹显露。

1. 纹色三关辨证

出生三岁望三关，指纹淡紫隐隐安。
风关病轻气关重，命关若见病多难。
指纹浮沉分表里，紫属内热红伤寒。
浅淡为虚滞为实，青痛惊风白是疳。
黄主脾病与雷惊，黑主中恶连阴痫。
水火飞禽惊赤色，透关射甲命危怜。

【注释】

自出生至 3 岁的小儿可通过观察指纹三关来诊察疾病。正常的小儿指纹大多淡紫隐隐而不显现于风关以上。在发生疾病时，风关病轻，气关病重，出现在命关病情更加深重，若指纹透关射甲则病危。在指纹显现上，指纹显露于外，主病邪在表；指纹沉伏深而不显，主病邪在里；指纹浅淡推之流畅，为气血亏少之虚证；指纹深紫推之滞涩，为郁热、痰湿、积滞等实证。在指纹颜色上，紫属内有郁热，红属外感风寒，青主小儿惊风，白主食滞疳积，黄主脾病与雷电惊恐，黑主中恶与小儿癫痫，水火飞禽惊恐则表现赤色。

2. 指纹形色辨证

形色辨证金鉴诠，儿科指纹辨疑难。

大小曲紫伤滞热，曲青受惊走兽牵。

长珠伤食流珠热，去蛇吐泻来蛇疳。

弓里感冒外痰热，左斜伤风右斜寒。

针形枪形主痰热，形似乱虫有蛔缠。

纹见乙字为抽搐，二曲如钩伤冷传。

三曲如虫伤硬物，水纹咳嗽吐泻环。

积滞曲虫惊鱼骨，纹关形色四诊参。

【注释】

小儿指纹形色辨证比较困难。清代吴谦等编著的《医宗金鉴》记载的指纹非常全面，并明确指出纹形弯曲无论大小，色紫者主伤食内热；色青者为人与走兽所惊。若指上纹形一点红为流珠纹，主内热；纹形圆长者为长珠形，主饮食伤；上尖长下微大者为去蛇形，主伤食吐泻；上大下尖长者为来蛇形，主湿热成疳；纹似弓形弯里向中指，主感冒寒邪；弯外向大指，主内热痰盛；纹斜左向中指，主伤风；纹斜向右大指，主感寒。纹形似针、像枪，皆主痰热。纹形如乱虫主蛔虫缠绕；纹形似乙字，主惊风抽搐；二曲如钩，主伤生冷；三曲如虫，主伤硬物；纹形似水字，主咳嗽。曲虫纹如弯虫，主积滞；鱼骨纹如鱼刺，主惊热。观察小儿指纹的形态色泽时，必须四诊合参，方可做出正确的诊断。

附录

附录1　十闻歌

一语二息三是咳，四呕五嗳六逆呃，
七闻发声辨强弱，缓急久暂细琢磨，
八嗅分泌排泄物，九嗅体气十口说，
酸腐臭秽尿臊气，苹果烂味腥气多，
儿哭音声须斟酌，经带异味是妇科。

【注释】

闻诊是通过听声音和嗅气味来诊察疾病的方法。其中听声音包括：一为说话声、二为呼吸声、三为咳嗽声、四为呕吐声、五为嗳气声、六为呃逆声、七为不由自主发出的声音，如鼻鼾声、呻吟声、惊呼声、喷嚏声、呵欠声、叹息声、肠鸣声及想说话又发不出声音的喑哑与失音等。对其声音的强弱、音速的断续缓急进行细致揣摩分析，以判断病程的长短和疾病的轻重虚实。其中嗅气味包括：八嗅汗、痰、鼻涕、二便及呕吐物气味；九嗅病室气味，病室的异常气味主要来源于病人身体本身及其排出物；十嗅患者说话口气味。一般来说，腥者属寒，臭属热，酸腐属食积。若重病患者身边尿臊气重多肾衰，苹果烂味重多属糖尿病，血腥味重多为失血证，若蒜臭味浓则为有机磷中毒。婴幼儿必闻其哭声，在妇科中应问其经、带、恶露的气味。如此十闻概括了闻诊的内容。

附录2　十问歌

一问寒热二问汗，三问头身四问便，
五问饮食六胸腹，七聋八渴俱当辨，
九问旧病十问因，再兼服药参机变，
妇女尤必问经期，迟速闭崩皆可见，
再添片语告儿科，天花麻疹全占验。

【注释】

“十问歌”始见于《景岳全书·传忠录·十问篇》，清代陈修园在《医学实在易》中对其作了修改和补充。问诊是医生询问病人或陪同者，了解疾病的发生、发展、治疗经过、现在症状和其他与疾病相关的情况，以诊察疾病的方法。在问诊时没有固定的顺序，医生要根据不同的疾病首先抓住病人的主要病痛，然后再围绕着主要病痛进行有目的、有步骤的询问，既要突出重点，又要了解全面。至于“十问歌”中的一问至十问不是顺序，而是内容。除此之外，应还包括病人的姓名、年龄、性别、婚否、民族、职业、籍贯、现住址和生活史、家族史、既往史等。

附录3　三十一种脉象鉴别歌

正常人的脉象亦称常脉或平脉。脉的搏动寸、关、尺三部皆有，不浮不沉，不快不慢，不大不小，从容和缓，节律一致，一息（一呼一吸）脉搏动五次（一呼脉动两次，一吸脉动两次，一呼一吸之间脉动一次），为平脉。一息脉搏动四次为缓脉，缓脉既可以是正常脉象，又可作为病变脉象以候病，即所谓“四至五至，平和之则”。不正常的脉象称病脉，病脉的鉴别主要是：①从脉位指法上鉴别，根据脉应的部位将其分为浮脉类和沉脉类，以区别浮脉、散脉、芤脉、革脉、沉脉、伏脉、牢脉七种脉象。②从脉搏至数上鉴别，根据脉的搏动次数及间歇之有无，区别败脉、损脉、迟脉、缓脉、数脉、疾脉、急脉、脱脉及促脉、结脉、代脉十一种脉象。③从脉搏形态上鉴别，根据脉体的长短粗细、脉搏的态势和搏动力的大小及脉搏来去状况区别涩脉、滑脉、细脉、弦脉、长脉、短脉、紧脉、虚脉、濡脉、弱脉、微脉、实脉、洪脉十三种脉象。持脉之道，必候三部，一者寸关尺，二者浮中沉，然而，脉之有无、体之大小、力之强弱、间歇之长短为辨脉之关键。

1.脉位指法类鉴别记忆歌

浮脉类中散芤革，脉位软硬仔细酌，
浮取即得按之弱，散不均匀按无摸，
浮大中空按葱芤，浮大中空按鼓革。

【注释】

医生将手轻轻地放在病人的脉部上就能感觉到脉搏的跳动

且有力量，稍加重按就没有力量了，这样的脉象叫浮脉。若浮取脉的搏动时快时慢而无明显歇止，脉搏的力量也不一致，中取似无、沉取不应的脉象称散脉。浮取体大而软，中取空虚、沉取应指，如按葱管之上的脉象称芤脉。浮取体大应指有力，重按脉的搏动明显乏力，中空外坚，如按鼓皮之上的脉象称革脉。

沉脉类中有伏牢，轻取不应按知晓，
重按着骨始得伏，沉取有力坚实牢。

【注释】

取脉候象的方法有三种，一是医生将手轻轻地放在病人的脉部上来体察脉象，叫轻取或浮取；二是着力重按脉部来体察脉象，叫重取或沉取；三是稍用指力介于两者之间来体察脉象，称中取。古称举、按、寻。轻取触摸不到脉搏的跳动，只有着力重按才能触摸清其脉象的称沉脉，在沉脉的基础上更加着力重按至筋骨间方能触及脉象的称伏脉，若脉象沉取应指有力、坚实不移者称牢脉。

2. 脉搏至数类鉴别记忆歌

迟三缓四至数间，二损一败紧相连，
六数七疾八急脉，九脱异常缓相兼，
脉来数迟有间歇，止无定数是促结，
代脉迟来有定数，无力而回不衔接。

【注释】

脉搏三至者为迟脉，四至者为缓脉，二至者为损脉，一至者为败脉，六至者为数脉，七至者为疾脉，八至者为急脉，九至者为脱脉。若脉行六至之数脉兼有无规律的间歇称促脉；若脉行三至之迟脉兼有无规律的间歇称结脉；若脉行三至之迟脉兼有有规律的间歇称代脉，代脉其歇止时间较长且脉势较软弱，即所谓“良久方来”。

3. 脉搏形态类鉴别记忆歌

脉行艰滞难如涩，往来流利应指滑。
细脉体小形如线，如丝绷急搏指弦，
脉位过及分长短，如绳绷急紧指弹。

虚脉无力按之软，浮细无力濡脉传，
沉细无力是弱脉，极细极软微若仙，
实脉有力来去盛，来盛去衰是洪脉。

【注释】

脉搏运行迟缓不畅，而应指艰滞、细小、不匀的脉象称涩脉；脉搏往来流利而应指圆滑的称滑脉；脉搏应指狭窄如线的称细脉；如丝绷急而搏指的称弦脉；如绳绷急而弹指的称紧脉；脉的搏动范围超过寸、关、尺三部的称长脉；若不及本位的，只限于关部或只在寸、关部可触及，尺部没有的称短脉。虚脉寸、关、尺三部，浮、中、沉三候应指松软无力。若浮细无力的称濡脉；沉细无力的是弱脉；若极细极软，按之欲绝，似有似无的称微脉；实脉寸、关、尺三部，浮、中、沉三候皆应指充盛有力；若脉来汹涌，来盛去衰的则称洪脉。

附录 4　李时珍脉象主治歌

浮脉

【体状诗】

浮脉唯从肉上行，如循榆荚似毛轻，
三秋得令知无恙，久病逢之却可惊。

【主病诗】

浮脉为阳表病居，迟风数热紧寒拘，
浮而有力多风热，无力而浮是血虚。

沉脉

【体状诗】

水行润下脉来沉，筋骨之间软滑匀，
女子寸兮男子尺，四时如此号为平。

【主病诗】

沉潜水蓄阴经病，数热迟寒滑有痰，
无力而沉虚与气，沉而有力积并寒。

迟脉

【体状诗】

迟来一息至唯三，阳不胜阴气血寒，

但把浮沉分表里，消阴须益火之原。

【主病诗】

迟司脏病或多痰，沉痼癥瘕仔细看，

有力而迟为冷痛，迟而无力定虚寒。

数脉

【体状诗】

数脉息间常六至，阴微阳盛必狂烦，

浮沉表里分虚实，唯有儿童作吉看。

【主病诗】

数脉为阳热可知，只将君相火来医，

实宜凉泻虚温补，肺病秋深却畏之。

滑脉

【体状相类诗】

滑脉如珠替替然，往来流利却还前，

莫将滑数为同类，数脉唯看至数间。

【主病诗】

滑脉为阳元气衰，痰生百病食生灾，

上位吐逆下蓄血，女脉调时定有胎。

涩脉

【体状诗】

细迟短涩往来难，散止依稀应指间，

如雨沾沙容易散，病蚕食叶慢而艰。

【主病诗】

涩缘血少或伤津，反胃亡阳汗雨淋，

寒湿入营为血痹，女人非孕即无经。

虚脉

【体状相类诗】

举之迟大按之松，脉状无涯类谷空，

莫把芤虚为一例，芤来浮大似慈葱。

【主病诗】

脉虚身热为伤暑，自汗怔忡惊悸多，

发热阴虚须早治，养营益气莫蹉跎。

实脉

【体状诗】

浮沉皆得大而长，应指无虚愊愊强，

热蕴三焦成壮火，通肠发汗始安康。

【主病诗】

实脉为阳火郁成，发狂谵语吐频频，

或为阳毒或伤食，大便不通或气疼。

洪脉

【体状诗】

脉来洪盛去还衰，满指滔滔应夏时，
若在春秋冬月分，升阳散火莫狐疑。

【主病诗】

脉洪阳盛血应虚，相火炎炎热病居，
胀满胃翻须早治，阴虚泻痢可踌躇。

微脉

【体状相类诗】

微脉轻微潎潎乎，按之欲绝有如无，
微为阳弱细阴弱，细比于微略较粗。

【主病诗】

气血微兮脉亦微，恶寒发热汗淋漓，
男为劳极诸虚候，女作崩中带下医。

紧脉

【体状诗】

举如转索切如绳，脉象因之得紧名，
总是寒邪来作寇，内为腹痛外身痛。

【主病诗】

紧为诸痛主于寒，喘咳风痫吐冷痰，
浮紧表寒须发越，紧沉温散自然安。

缓脉

【体状诗】

缓脉阿阿四至通，柳梢袅袅飐轻风，
欲从脉里求神气，只在从容和缓中。

【主病诗】

缓脉营衰卫有余，或风或湿或脾虚，
上为项强下痿痹，分别浮沉大小区。

芤脉

【体状诗】

芤形浮大软如葱，边实须知内已空，
火犯阳经血上溢，热侵阴络下流红。

【主病诗】

寸芤积血在于胸，关里逢芤肠胃痈，
尺部见之多下血，赤淋红痢漏崩中。

弦脉

【体状诗】

弦脉迢迢端直长，肝经木王土应伤，

怒气满胸常欲叫，翳蒙瞳子泪淋浪。

【主病诗】

弦应东方肝胆经，饮痰寒热疟缠身，
浮沉迟数须分别，大小单双有重轻。

革脉

【体状主病诗】

革脉形如按鼓皮，芤弦相合脉寒虚，
女人半产并崩漏，男子营虚或梦遗。

牢脉

【体状相类诗】

弦长实大脉牢坚，牢位常居沉伏间，
革脉芤弦自浮起，革虚牢实要详看。

【主病诗】

寒则牢坚里有余，腹心寒痛木乘脾，
疝颓癥瘕何愁也，失血阴虚欲忌之。

濡脉

【体状诗】

濡形浮细按须轻，水面浮绵力不禁，
病后产中犹有药，平人若见是无根。

【主病诗】

濡为亡血阴虚病，髓海丹田暗已亏，
汗雨夜来蒸入骨，血山崩倒湿侵脾。

弱脉

【体状诗】

弱来无力按之柔，柔细而沉不见浮，
阳陷入阴精血弱，白头犹可少年愁。

【主病诗】

弱脉阴虚阳气衰，恶寒发热骨筋痿，
多惊多汗精神减，益气调营急早医。

散脉

【体状诗】

散似杨花散漫飞，去来无定至难齐，
产为生兆胎为堕，久病逢之不必医。

【主病诗】

左寸怔忡右寸汗，溢饮左关应软散，
右关软散胻胕肿，散居两尺魂应断。

细脉

【体状诗】

细来累累细如丝，应指沉沉无绝期，

春夏少年俱不利，秋冬老弱却相宜。

【主病诗】

细脉萦萦血气衰，诸虚劳损七情乖，
若非湿气侵腰肾，即是阳精汗泄来。

伏脉

【体状诗】

伏脉推筋着骨寻，指间裁动隐然深，
伤寒欲汗阳将解，厥逆脐疼证属阴。

【主病诗】

伏为霍乱吐频频，腹痛多缘宿食停，
蓄饮老痰成积聚，散寒温里莫因循。

促脉

【体状诗】

促脉数而时一止，此为阳极欲亡阴，
三焦郁火炎炎盛，进必无生退可生。

【主病诗】

促脉唯将火病医，其因有五细推之，
时时喘咳皆痰积，或发狂斑与毒疽。

结脉

【体状诗】

结脉缓而时一止，浊阴偏盛欲亡阳，
浮为气滞沉为积，汗下分明在主张。

【主病诗】

结脉皆因气血凝，老痰结滞苦沉吟，
内生积聚外痈肿，疝瘕为殃病属阴。

代脉

【体状诗】

动中而止不能还，复动因而作代看，
病者得之犹可疗，平人却与寿相关。

【主病诗】

代脉元因脏气衰，腹疼泻痢下元亏，
或为吐泻中宫病，女子怀胎三月兮。

附录5　危亦林十怪脉歌

败脉皆无胃神根，真脏脉见危证寻，

釜沸阳亢无阴候，鱼翔阴极阳不存，

弹石解索肾命败，雀啄屋漏胃绝因，

偃刀坚急肝绝脉，心急转豆薏苡循，

麻促纷乱亦危险，虾游一跃死证临。

（釜沸脉、鱼翔脉、虾游脉、屋漏脉、雀啄脉、解索脉、弹石脉、偃刀脉、转豆脉、麻促脉）